U0241452

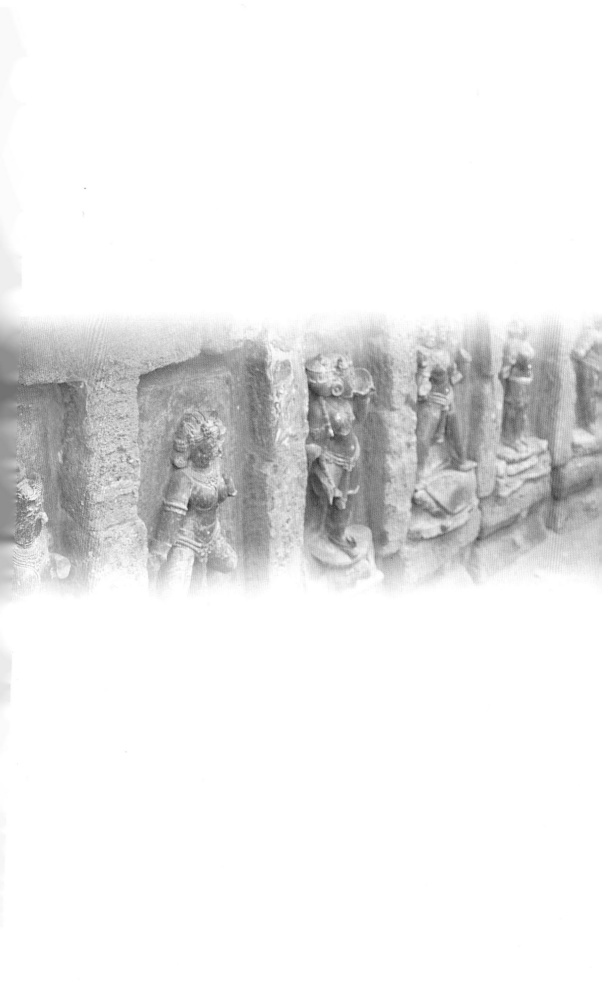

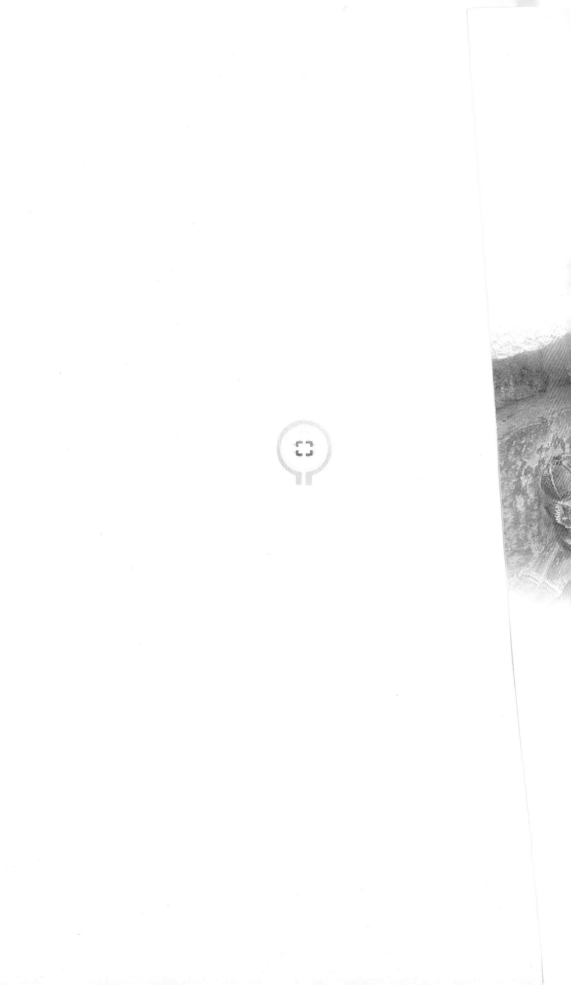

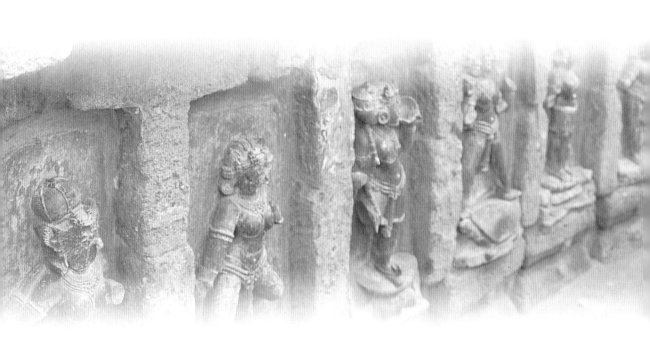

六十四瑜伽女轮

李翎 著 生活·讀書·新知 三联书店

图书在版编目（CIP）数据

六十四瑜伽女轮/李翎著. —北京：生活·读书·新知三联书店，
2020.1
ISBN 978 - 7 - 108 - 06723 - 4

Ⅰ.①六⋯ Ⅱ.①李⋯ Ⅲ.①瑜伽－文化史－研究－印度
Ⅳ.① R793.51

中国版本图书馆 CIP 数据核字（2019）第 242806 号

责任编辑　张　龙
装帧设计　王孔刚
责任印制　徐　方
出版发行　生活·讀書·新知 三联书店
　　　　　（北京市东城区美术馆东街 22 号 100010）
网　　址　www.sdxjpc.com
经　　销　新华书店
印　　刷　北京图文天地制版印刷有限公司
版　　次　2020 年 1 月北京第 1 版
　　　　　2020 年 1 月北京第 1 次印刷
开　　本　787 毫米×1092 毫米　1/16　印张 14
字　　数　20 千字　图 144 幅
印　　数　0,001－5,000 册
定　　价　98.00 元
（印装查询：01064002715；邮购查询：01084010542）

目录

国家社科基金重大项目
"印度古典梵语文艺学重要文献翻译与研究"（18ZDA286）
阶段性研究成果

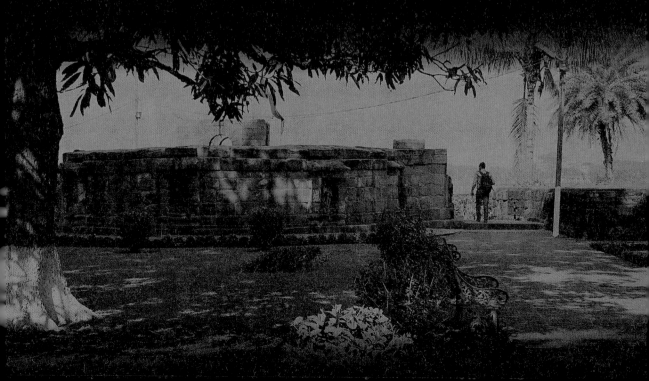

一　导言

轮，是"圆"的变种。平面的圆和立体的球，是人类很早就认识到的最完美形态。从而，圆在人类思想史上演变为具有神秘意义的各种象征与符号。世界许多文明中，关于宇宙生成的神话，大多是从一个蛋或球开始，瑜伽女轮崇拜就是在这样的认识基础上产生的。

在印度文明史的早期，没有造像的怛特罗修持时，修行者就是礼拜一个平面的圆形图案。圆，循环往复永无止息，是永恒的象征。这个永不止息的圆，包含着自然界中阴、阳的平衡。印度的这个观念与中国道教符号太极图的意思几乎是一致的。造像流行之后，怛特罗瑜伽崇拜的瑜伽女像，就雕刻在将二维的圆立体化为三维的一个圆形建筑内，这个圆形建筑称为"瑜伽女轮"（Yogini Chakra）。当然，对于轮的概念，中国学者更加熟悉的是"曼陀罗"（māṇḍala）这个词，曼陀罗的原意就是"圆"[1]。当然，从日本反传中国的唐密文化中，曼陀罗被解释为修行者的神秘道场，或译成"坛场"。通过《大正藏》图像册，中国学者看到了曼陀罗复杂的构成和非凡意义，却忘记了它的原始含义就是简单的"圆"，表达的是宇宙万物永不止息的循环运动。公元6世纪的印度学者Brhat Samhita在《火神往世书》（Agni Purāṇa）中提到，这种圆形圣所，共有9种不同的形式。与印度所有传统寺庙或符号化宗教建筑一样，瑜伽女轮的门，也是向东而开（所有的曼陀罗图，起始的方向都是在平面图最下面的东方）。东方是原始宗教崇拜的最重要方位，它预示着一切生命的开始，日、月及星辰崇拜与之联系在一起。印度古代文献中，记载着许多与东方有关的吉祥行为，比如晨起洗漱、就餐要面向东方才吉利；面向东方的祈祷、念诵真言才灵验等。[2] 瑜伽女轮内造像的顺序以东门左侧造像始，顺时针而转，最后以东门右侧的造像结束。

怛特罗瑜伽派崇拜的瑜伽女，通常有固定的数量，有64、81和42位之异。瑜伽女的来历有一个传说，据说大神湿婆（变身为愤怒相Rudra）为了保护妻子帕尔瓦蒂（Parvati）和曼德拉山

[1] 详见Monier Williams, *Sanskrit–English Dictionary* 的解释。

[2] 参见［法］迭朗善译，马香雪转译《摩奴法典》，北京：商务印书馆，1996年，第32－34页。

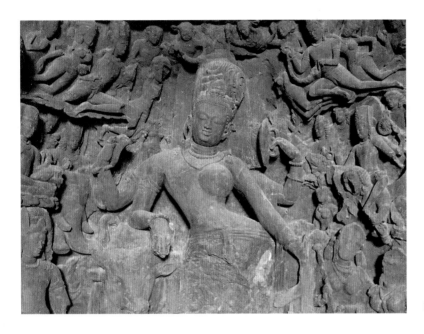

象岛石窟湿婆阿达那利身形象

（Mandara Hill）上的居民，免遭安达卡（Andhaka，其实他是帕尔瓦蒂之子）及其率领的众魔侵扰，必须消灭众魔鬼。当天神与魔头安达卡交战时，湿婆用带齿的大杵刺入安达卡的身体，魔头的血滴到地上，马上变成新的魔鬼，一滴血变成一个魔头安达卡，一腔血就变化出无数安达卡，结果越杀魔鬼越多，战争无法完结。于是愤怒的湿婆神想到一个办法，他用法力变幻出一个凶猛人格化女神柯西卡（Carcika）来协助他。当湿婆割掉魔鬼的头颅时，女神马上喝光魔鬼的血，不让一滴血再流到地上。那些变幻出来的无数安达卡终于被全部消灭，最后，湿婆从第三眼中喷出怒火，烧毁魔头安达卡。大火燃烧了几万年，最后魔头被烧成一具骨头架子。如今，这个骷髅具有三手三腿，每当湿婆起舞时，追随大神的这个骷髅也随之起舞。[3] 而女神柯西卡后来常常手持盛血的颅器，仰面而饮。

　　64这个数字是演变而来的，它源发于早期对数字7的崇拜。人类非常早就发现了宇宙、星辰与7的奥秘，尤其是北斗七星崇拜，印度古代文献中将七星人格化为七仙，所以许多文化现象与7这个

[3] R.Nagaswamy, *Vedic Roots of Hindu Iconography* (New Delhi, 2012), p.94.

数字相关。对7的崇拜进而演变为对"日月"的崇拜，由是对数字7的崇拜演变为9并发展至16。从日月星辰崇拜发展到64瑜伽女这一观念，据说来自女神身体的64个部位，是将这64个部位人格化从而演变为64瑜伽女。其实这是一而多、多而一的哲学概念。印度古代文献《韦驮往世书》(*Skanda Purāṇa*) 讲述了64瑜伽女轮的传说，传说钱迪伽（Chaṇḍikā）女神与大魔鬼摩诃修罗（Mahiṣāsura）战斗，由于魔鬼的法力太强大，以致女神以一己之力无法战胜恶魔。于是，女神从自己身体的不同部位创造了64位瑜伽女，构成法力无敌的瑜伽女轮，终于战胜魔鬼。按文献记载，女神不仅创造出瑜伽女，战斗结束后又将诸瑜伽女收回身体。这个事情发展到后来，演变为瑜伽女信仰中的性崇拜。[4] 从这个演变过程可以看到性崇拜以至于修法过程中的性行为，在早期并不存在。与道家的丹道类似，所谓的男女双修在早期其实是一种调整自身阴阳的方法。

佛教密教，尤其是藏传佛教中的密教以崇拜各类佛母，也即瑜伽女为主。但需要清楚认识到的是，密教不是佛教的创造，只能说佛教吸收了古老的印度密教传统。这涉及印度佛教产生的相关问题，也就是说要认识到佛教的出现，有着丰富的文化背景和复杂的历史原因。甚至可以说乔达摩没有创造什么，他只是改革了一些他认为对当时社会不够理想的思想与行为。大约佛灭1200年后，大量吸收印度教和传统密教的新式佛教，开始向中国汉地和藏地传输佛教密法。在这种全新的密教中，我们认识了或慈善或凶恶的各种佛母或瑜伽女。

[4] P.K.Mishra edited, *Comprehensive History and Culture of Orissa*.Vol.1, part II (New Delhi, 2010),p.682.

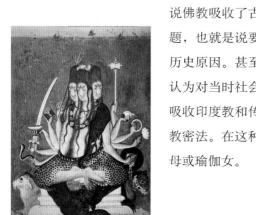

印度18世纪绘五面湿婆

二　瑜伽女崇拜与阴阳观念

[5] 参见［英］休·汉密尔顿著，王晓凌译《印度哲学祛魅》，南京：译林出版社，2013年，第101页。

本书主要内容是瑜伽女，说到瑜伽女首先涉及的概念是瑜伽，即Yoga，这个词在当下中国非常流行甚至时髦，一些瑜伽馆或是将之简单化或是将之神秘化，但是我认为他们可能都没有真正理解瑜伽的本意。"Yoga来源于梵文动词词根'Yuj'，意为'上轭'（控制——作者注），最早提到瑜伽一词是在《奥义书》中。修行瑜伽的目的在于实现意识控制，达到认知领悟。"[5] 所以，瑜伽本义非常丰富，其意可以指医疗、咒术、魔术以及与本书相关的"修行"。公元前5世纪左右，瑜伽诞生于北印度。公元前3世纪，瑜伽思想得到大的发展。《萨克蒂和湿婆往世书》(*Devi Bhaagavata and Shiva Purāṇa*) 是专门讲述对女性力量崇拜的古代文献。瑜伽是通过思维超越肉体的训练，所以，瑜伽这个词总是与"苦行"联系在一起。传说中，居住于雪山之巅的大神湿婆就是创立瑜伽的第一人。在修行中，瑜伽是一系列修持行为与过程，并不是现在大部分人理解的只有一些复杂的肢体动作。最早进行瑜伽修行的只有男性，所以Yoga这个词的人格化Yogin是指（男性）"修行者"。五六世纪，怛特罗思想进入瑜伽修行中，人们相信女性的性力具有非凡的力量，于是出现了Yogin的阴性词Yogini。Yogini指的就是瑜伽女（有时指仙女、魔女），在瑜伽修炼中意思是"信使"(Duti)、"母亲"、"大手印"(Mahamudra) 或者简称为"女神"。瑜伽女的出现，准确地说是自然界事物中阴性的象征，如同时间上的黑夜与白天，以及各种对立事物的象征。如在湿婆信仰中，也以大神象征光明、白色，在他对面的女神，比如伽利、希达则象征黑暗、黑色。所以，瑜伽女崇拜，可以追溯到非常古老的女神信仰，这些女神大多是乡村中的保护神，与母亲神相似。每个村子都有自己的母亲神，在人员流动带动的文化交流过程中，更多的母亲神进行了不同的组合。当然，最初的组合总是依据某种神秘的象征。除了上文提到的与北斗七星有关的数字7的崇拜外，还有八母亲神的说法。64是8组八母亲神，关于八母亲神崇拜的记载，可以在古代文献《火神往世书》第146章中找到。文献描述了八母亲神是如何演变为六十四瑜伽女的。据文献记载，这八母亲神是：Brahmani，Mahewari，Kaumari，Vaishnavi，Aindri，Chamunda，Mohalaxmi，Varahi。后面，我们将看到这八位母亲神出现在六十四瑜伽女轮中。但是，所有的一切，都是光和我们的意识产生的幻象，也就是说这些女神都是"幻相"。瑜伽女崇拜与印度传统文化中对阴性力量的崇拜有关，虽然瑜伽修习中出现，甚至可以说非常重视瑜伽女，但在实际修习中，几乎看不到女修行者。这就要说到另一个问题，即藏密常常谈到的双修。藏传佛教后弘期，即10世纪后，传入西藏的佛教以密教为主，又以密教之无上瑜伽密教为盛行。在这个学派中，出现了佛父佛母（Yab-Yum，Father and Mother）相拥性交的修行场面，是为"大乐思"相。与关于道教内丹男女双修存在争议一样，笔者对这种造像与现实的关系也有些看法，此不多论。虽然存在甚至流行瑜伽女的造像，但现实的苦行者在修习瑜伽时，却绝少有女伴，至少在19世纪，印度莫卧儿王朝时期的细密画中表现的亦是如此。偶尔出现女性，正如Yogini这个词所反映的一样，是信使、母亲的角色，即一种协助修行者在野外生活的侍者。

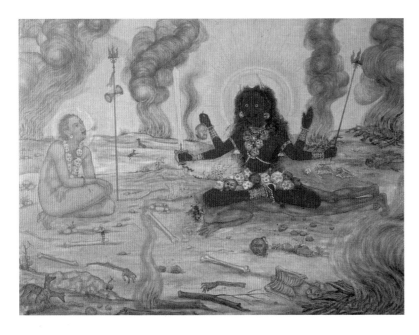

湿婆与瑜伽女伽利

女性在修行中实指自身体内阴性特征的象征性表现，藏密的双修造像也应该只是一种象征而非实修，它强调的是对自身体内阴阳特征的控制与调整。大瑜伽士湿婆造像有一种半男半女的身相，叫阿达那利，梵文是Ardha-nari，这个身形表达了湿婆身体中的萨克蒂（Shakti，性力、原始动力）。由于这种表达过于学术化，为了普及萨克蒂思想，于是这种抽象的性力就人格化为女性伴神，与主神同行。但是，总总一切，都是象征。

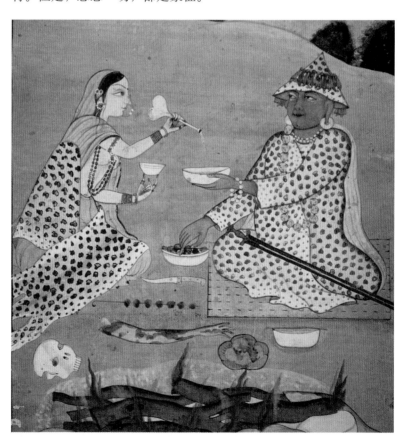

协助瑜伽修行者修行的女性

三　奥里萨舞蹈与瑜伽女姿态

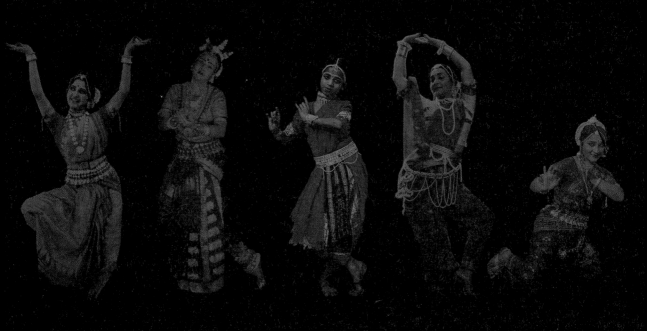

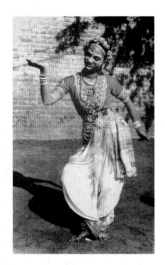

奥里萨舞女

[6] 参见金克木《金克木集》第三卷，北京：生活·读书·新知三联书店，2011年，第435页。

[7] 印度古代文艺理论名著《舞论》，已由四川大学尹锡南教授翻译完成，2017年12月由巴蜀书社出版的 [印度] 宾伽罗等撰，尹锡南译《印度古典文艺理论选译》（上下卷）将之收录其中。

奥里萨邦，位于印度东南部，是古代著名"羯陵伽国"所在地。这里有丰富的宗教遗迹和文化传统，以佛教的角度来说，这里是法王阿育王称帝之所，也是佛教发展至八九世纪，密教艺术制作中心之一。今天，活态宗教文化最重要的则是著名的奥里萨宗教舞蹈。不了解奥里萨的舞蹈，就无法理解瑜伽女神奇的姿态。

瑜伽女手势丰富、腿部姿态优美多变。最常见的一种姿态被称为"舞立"，这是最典型的印度东南部舞蹈姿态。所以了解印度舞蹈，可能有助于了解瑜伽女动人的姿态，而不会将之过度神秘化。正如在中国艺术中，认为书、画相通一样，在印度传统艺术观念中，认为没有舞蹈就没有造型艺术。[6] 印度舞蹈理论起源非常早，著名的梵语戏剧学著作《舞论》(Nāṭyaśāstra) 大约产生于公元前6世纪，陆续到1世纪前后定型。这部《舞论》可以说囊括了广义的印度传统美学，其中详细描述的肢体动作及其神秘含义，是理解印度哲学、艺术思想的基础。[7] 印度舞蹈以奥里萨舞最为著名，关于奥里萨舞蹈的起源，大多是一些神话传说，主要来自《摩诃婆罗多》诸神搅动乳海寻求不死的故事。考古学上的证据则来自公元前1世纪的雕刻。最著名的是雕刻拿达奇（Nartaki），如今它已成为奥里萨最具代表性的传统舞蹈。

奥里萨有一种传统舞女叫摩哈利（Mahari），她们在名义上嫁给了神。结婚仪式上，女孩穿着新衣、佩戴首饰，前额用紫檀粉点着吉祥的红色。寺庙住持（priest）将一块神的布条系在女孩头上，然后邀请女孩进入仪式中。早期的摩哈利既是少女也必须是舞女，一旦开始寺庙生活，她们就被训练学习掌握各种娱神的音乐和舞蹈。所以，舞女与宗教始终联系在一起。舞蹈优美的姿态，是对神最好的贡献。几乎所有的宗教都与舞女、舞蹈相关。当七八世纪密教在东印度兴盛之后，作为舞蹈、艺术制作中心的奥里萨，将怛特罗瑜伽和舞蹈完美地组合在一起。因瑜伽女崇拜而制造的瑜伽女像，为我们保留了古代寺庙舞女美丽的姿态。雕刻与舞蹈的这种相互关系，是理解瑜伽女造像最朴素的材料。

四　希拉普尔六十四瑜伽女轮

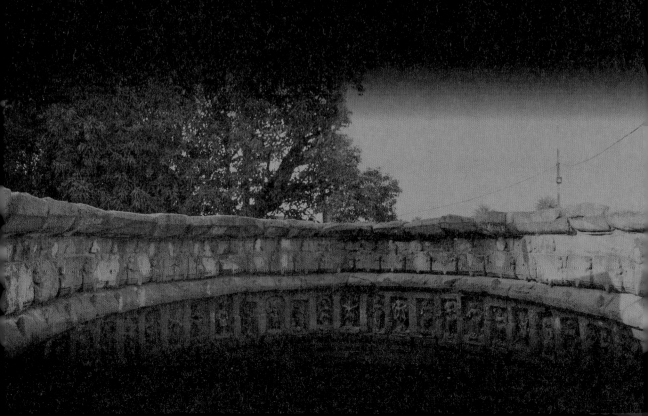

　　本书介绍的六十四瑜伽女轮，以奥里萨邦希拉普尔县（Hirapur）六十四瑜伽女轮为主，它是印度这类寺庙中最小的一个，当地人称之为"大幻寺"（Mahamaya Mandir）。寺庙距奥里萨邦省会布巴尼斯瓦尔市（Bhubaneswar）约6公里，1953年奥里萨邦博物馆在此进行发掘，通过这里出土的钱币，推测小寺约建于9世纪。可以说，经过一千多年的风雨以及当年穆斯林的毁坏，非常幸运的是这个小寺仍然保持了基本完整的面貌。

　　这个露天、圆形的建筑，面向东方。外直径约9米，基础为红色石头，在基础上以粗糙的沙石砖堆砌高度约为2.4米的围墙。建筑为露天式，属于典型的瑜伽女轮。围墙周长约28米，墙内壁开60个造像龛，安置有60尊瑜伽女像。轮内另有4个高出围墙的角柱，整体看瑜伽女轮是一个外圆内方的组合。4柱共开8龛，安置另外的4尊瑜伽女像和4尊大威德像（湿婆怒相）。轮外，除入口两侧两尊门神外，外墙开龛安置9尊卡特雅雅妮（Katyayani，女神名）像。9尊女神像造型差异不大，主要特征就是手持盛血的碗。当然，在佛教密教解释系统里，这个血不是魔头安达卡的。

　　另在门道内侧，有两尊高浮雕。身上挂着大骷髅链，造像本身也呈骷髅相，左手提一人头。因为在门道，风蚀比较严重，几乎面目不清了，但是通过持物和巨大的生殖器，尤其这个寺庙属于瑜伽女轮，所以这个形象表现的就是湿婆大神，大神手提的是梵天的头。

五　造像平面位置图

（一）轮内六十尊瑜伽女像与轮外九尊卡特雅雅妮像平面位置图

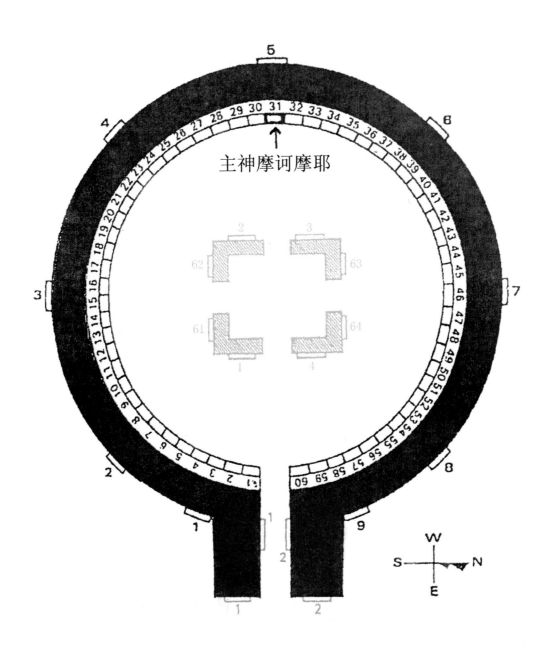

（二）中心方形石柱四尊瑜伽女像与四尊大威德像对应
平面位置图

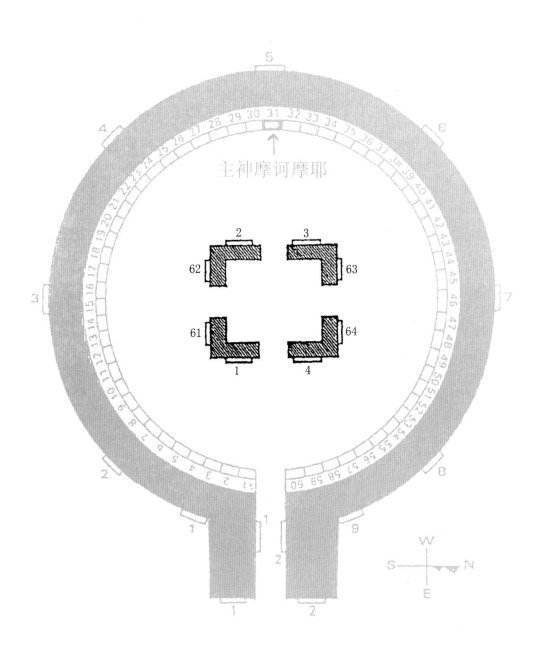

六 图版

（一）外观、门道及建筑局部图

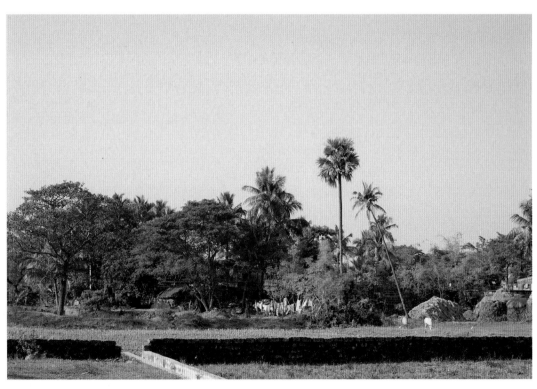

1　瑜伽女轮位于一片田野和水塘边

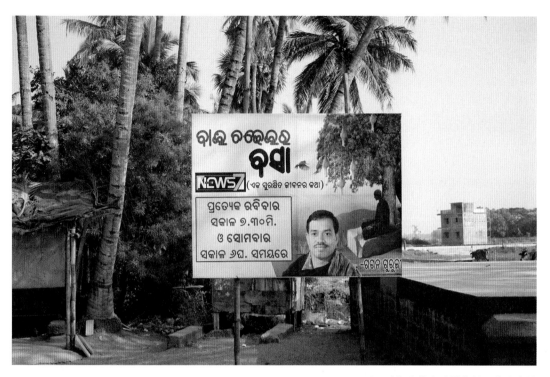

2 瑜伽女轮旁边禅修教习的广告牌

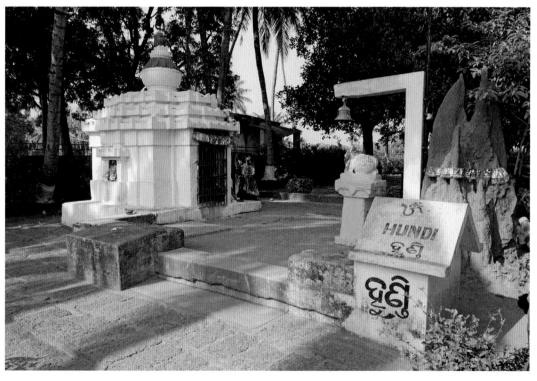

3 瑜伽女轮门道

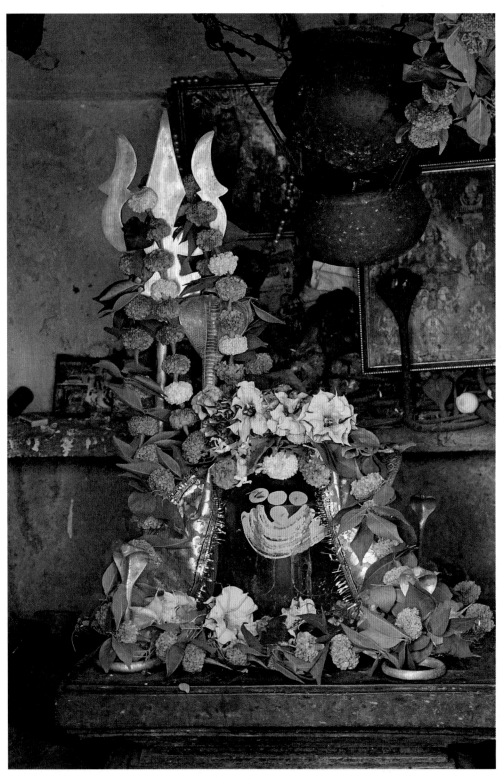

4　瑜伽女轮旁边供奉的湿婆林伽

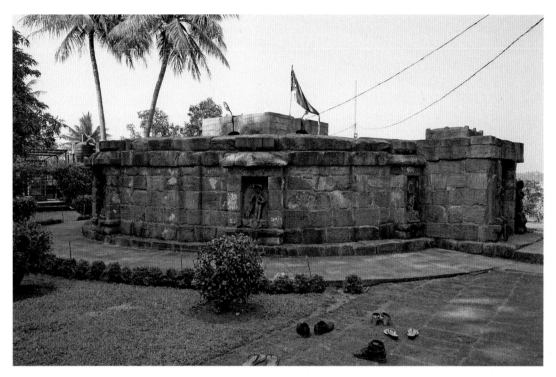

5 瑜伽女轮建筑外观

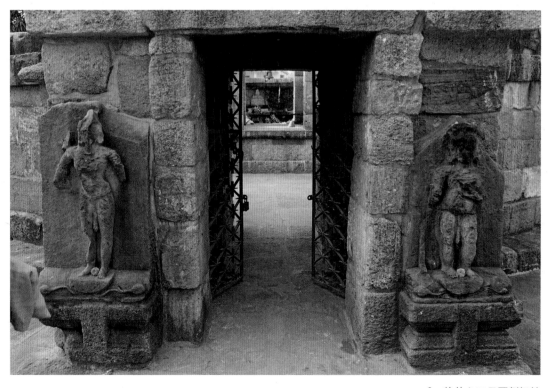

6 轮的入口及两侧门神

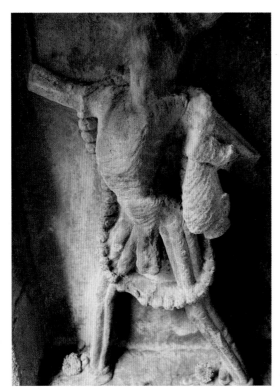

7 入口内侧浮雕之一

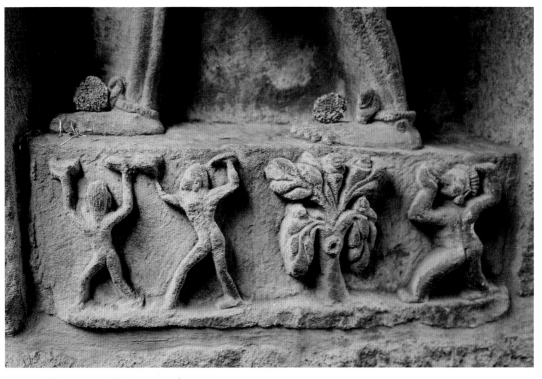

8 浮雕之一下部装饰

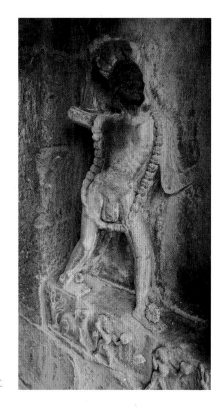

9　入口内侧浮雕之二

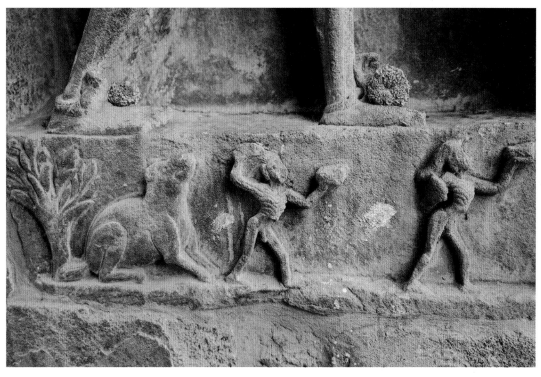

10　浮雕之二下部装饰

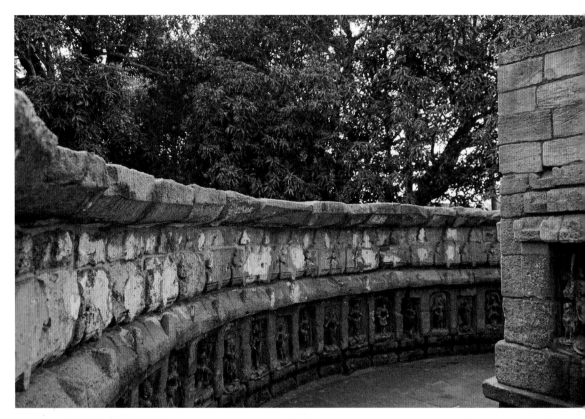

11 广角的瑜伽女造像墙之一

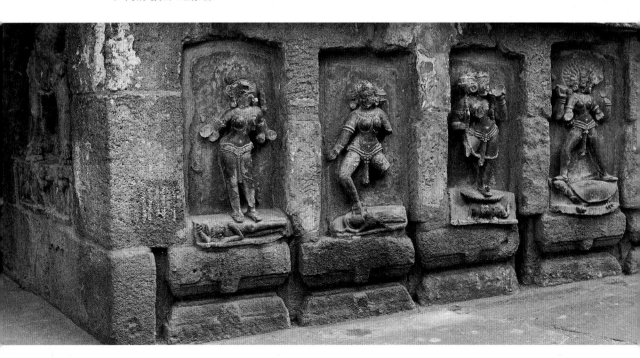

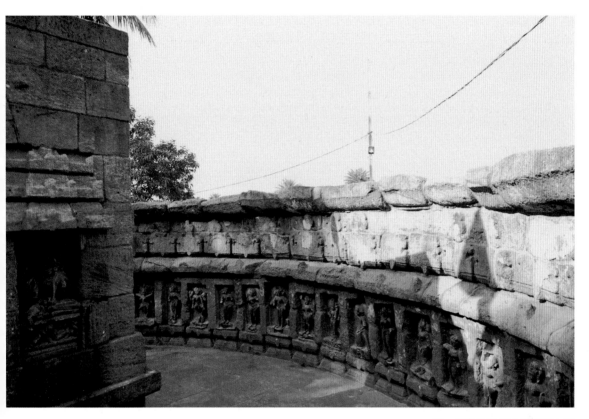

12 广角的瑜伽女造像墙之二

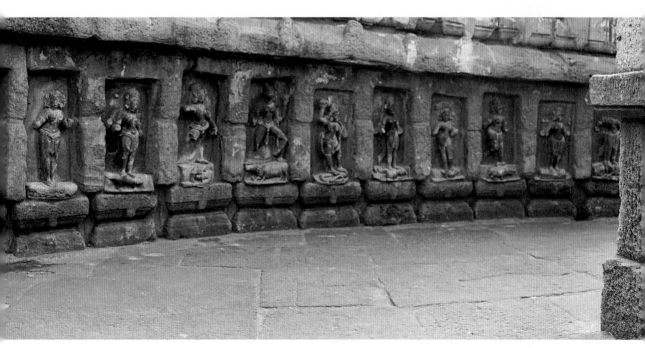

13 广角的瑜伽女造像墙之三

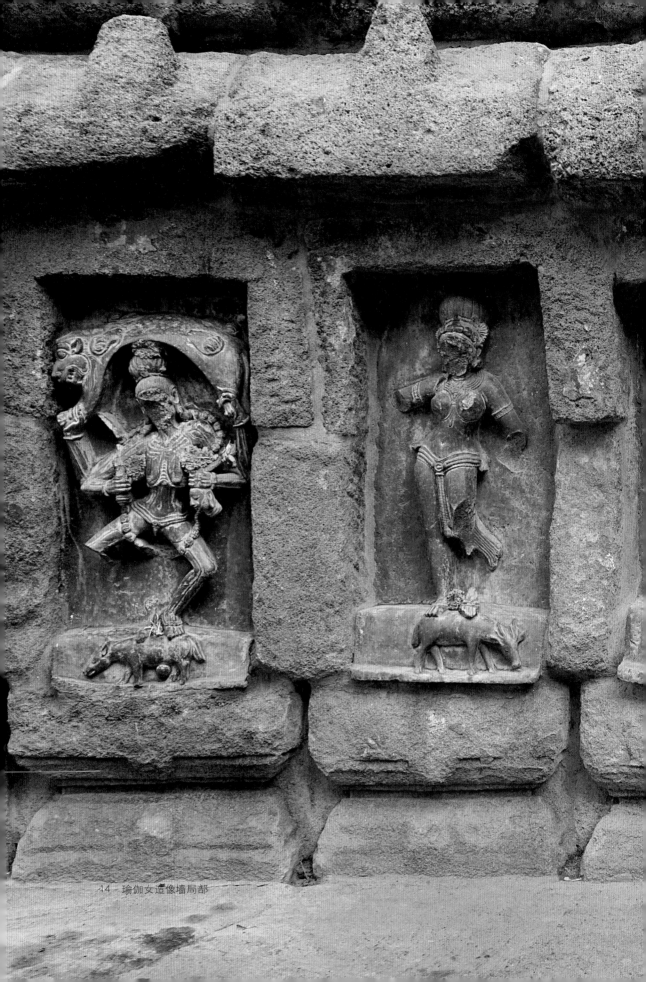

14 瑜伽女造像墙局部

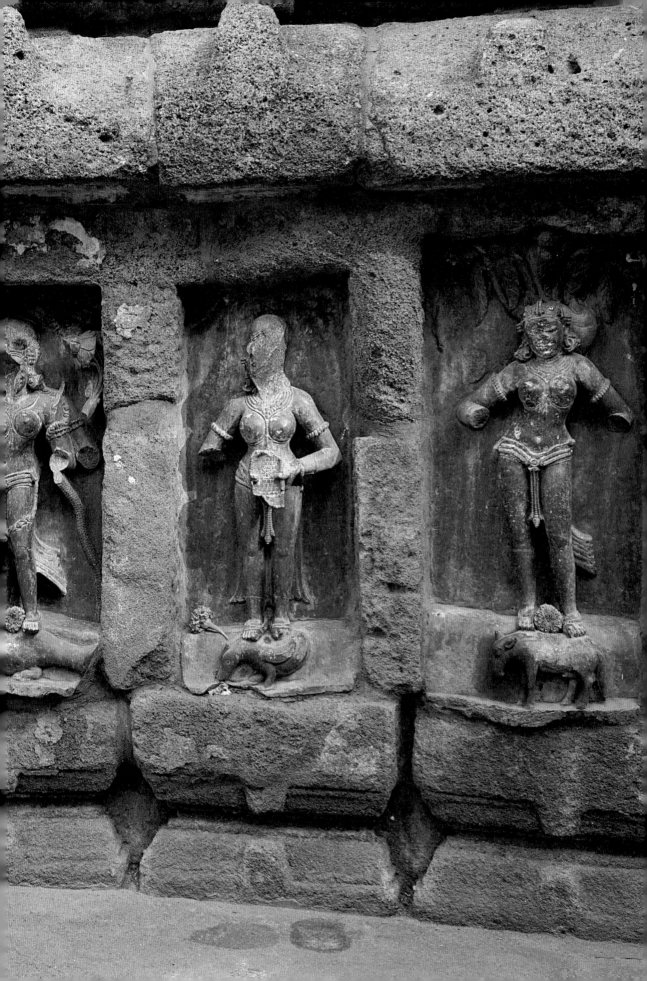

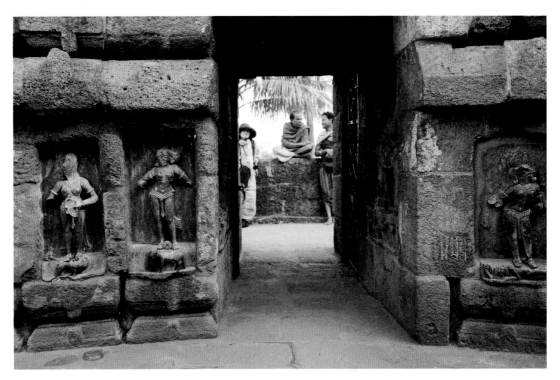

15　从入口处向外看的瑜伽女轮

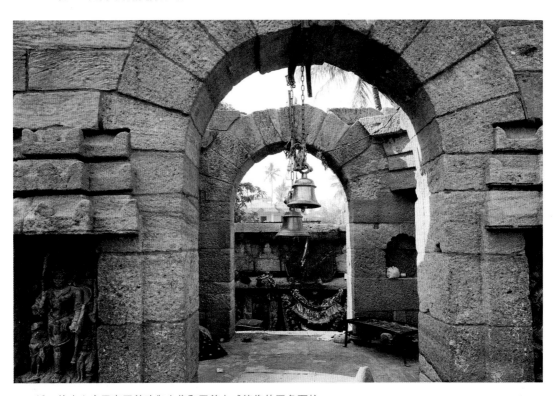

16　轮中心安置有四尊瑜伽女像和四尊大威德像的四角石柱

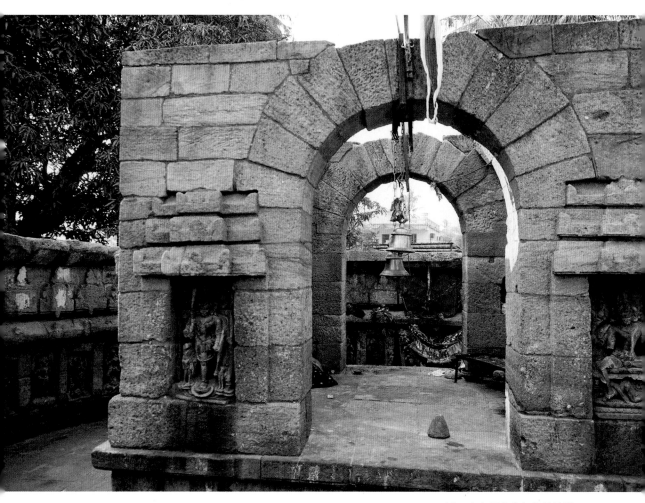

17　中心四方柱与轮的关系

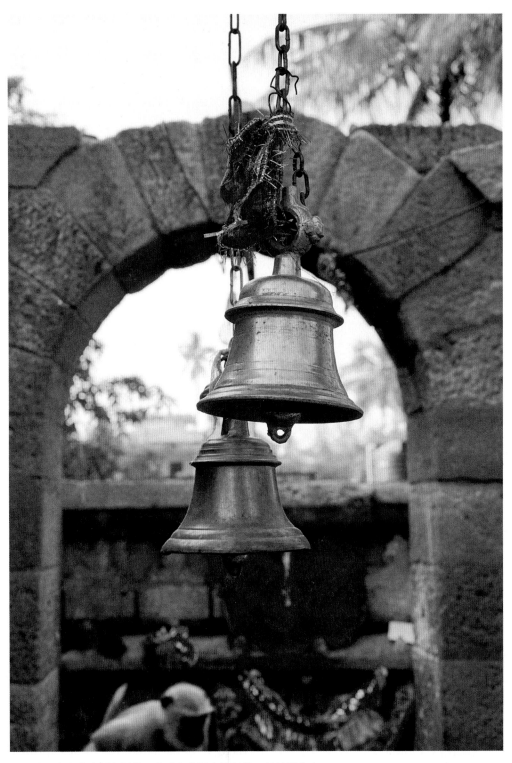

18   印度寺庙都会悬挂一个或多个巨大的铜铃，但是只有寺里的婆罗门才可以摇响它

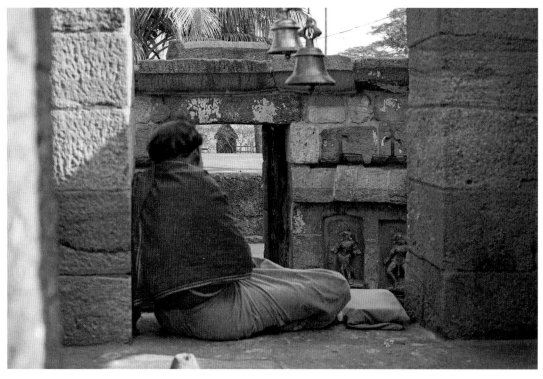

19　在庙里休息的印度教僧人

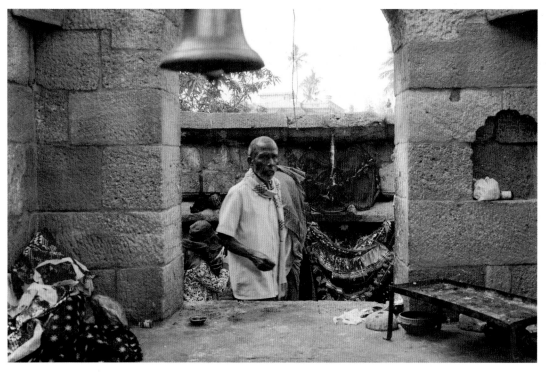

20　收取小费的轮内看守人

（二）六十四尊瑜伽女像及四尊大威德像

六十四尊瑜伽女像

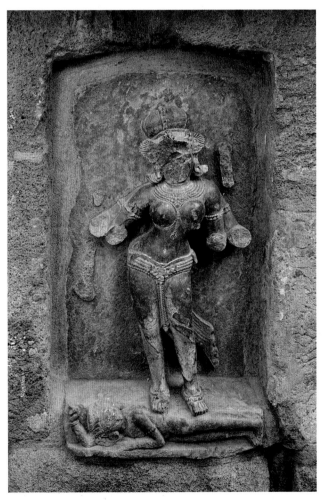

　　1　摩耶/巴胡茹婆/钱迪卡（Maya/Bahurupa/Chandika），意思
为"幻"，是印度哲学中的一个概念。女神一面四臂，面部、手臂
损毁，女神基本裸体、三弯式站立于人尸上。身上有许多饰品，
这也是瑜伽女常有的装饰（以下类同）。

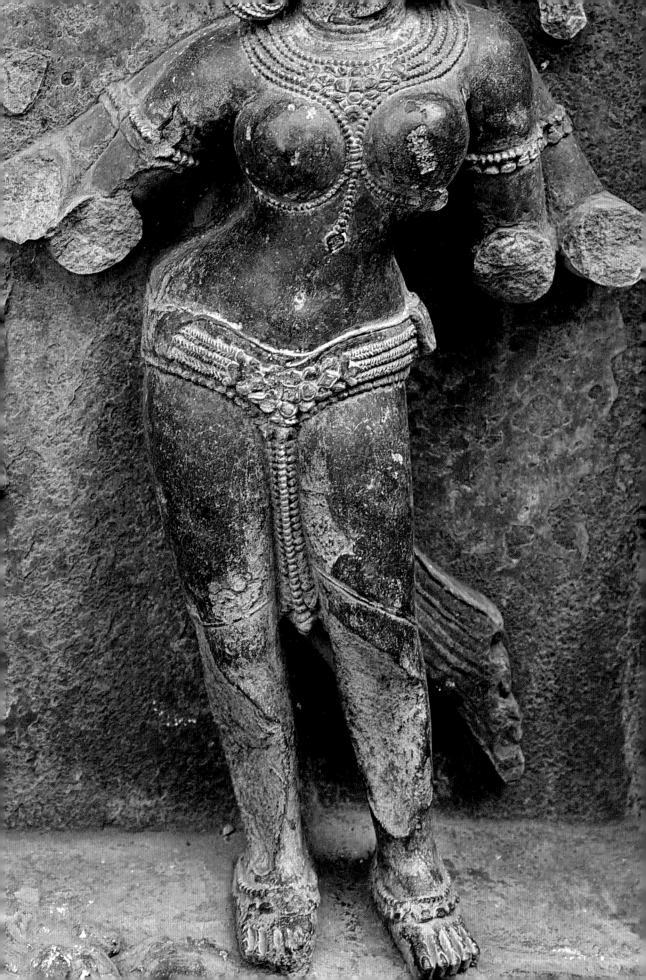

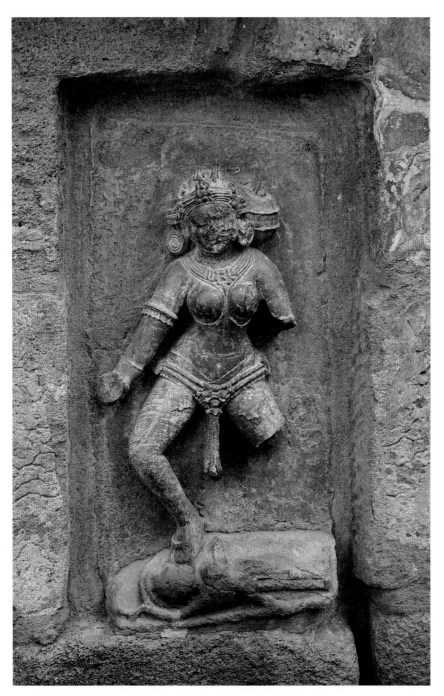

2　度母（Tārā）。汉译佛经将Tārā译作"度母"。事实上，度母反映了非常古老的母神信仰，Tārā的含义等同于Sakti，即人类身体内的性力或原动力，许多女神都可以被纳入Tārā范畴。[8] 大乘佛教很早就吸收了度母信仰，并在密教阶段继续利用这一古老的密教女神传播佛教的义理。此像一面二臂舞立于人尸上，但双臂和左腿损毁。

[8] Bikas Kumar Bhattacharya, *Tārā in Hinduism—Study with Textual and Iconograpical Documentation* (Delhi, 2003), pp. 1–14.

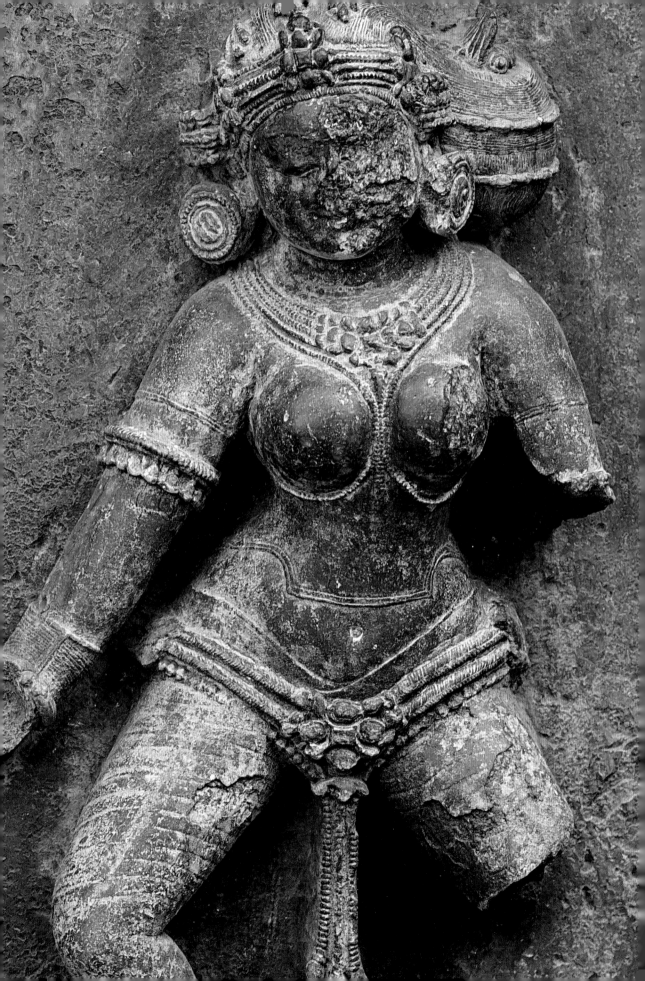

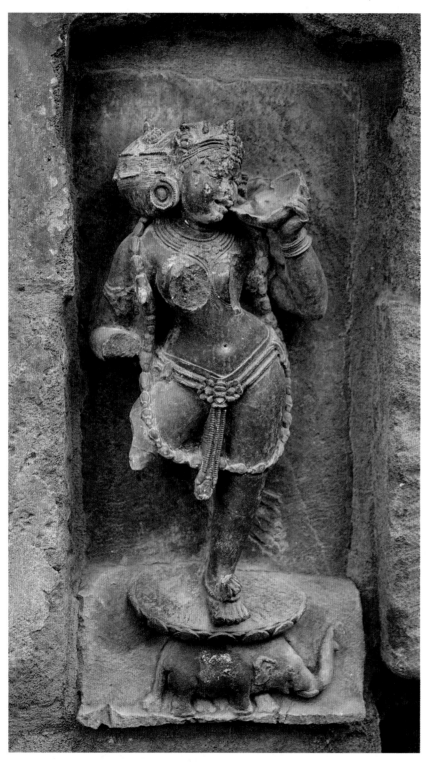

3 娜玛达 (Narmada)，女神一面二臂，右手、右腿损毁。身挂
骷髅链 (Mundamala)，立于象座上，歪着头正在啜饮颅器中的血。

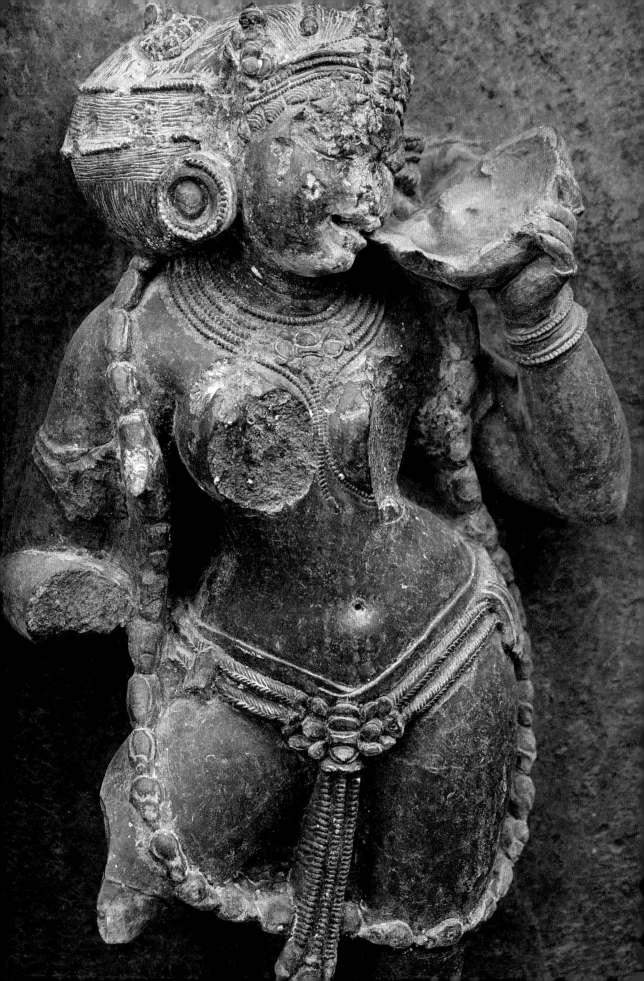

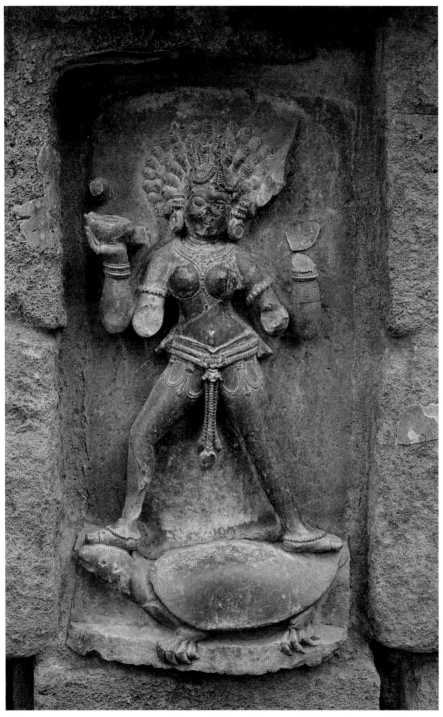

4　雅穆娜河（Yamuna）女神，女神一面四臂、苦行者式卷发（Jatamandala）上扬、立在一只巨大的乌龟背上（乌龟是雅穆娜河女神的标识，通常与之成对出现的恒河女神足下是鳄鱼）。四臂中有两臂损毁严重，但仍可以看出一只右手托着颅器。

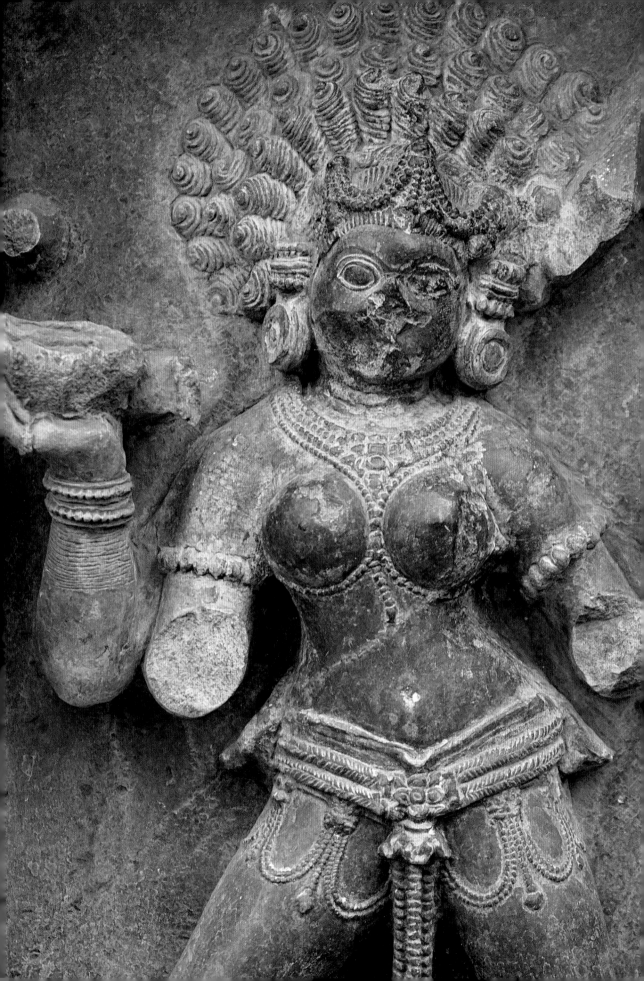

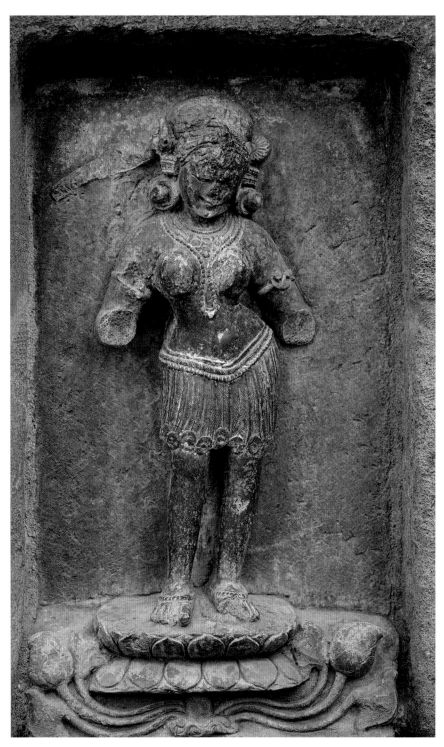

5   吉祥天女／商蒂／坎蒂／玛娜达（Laxmi／Shanti／Kanti／Manada），一面二臂，立于莲花座上，身上满是蛇饰。尤其特别的是女神下系孔雀翎毛小裙。

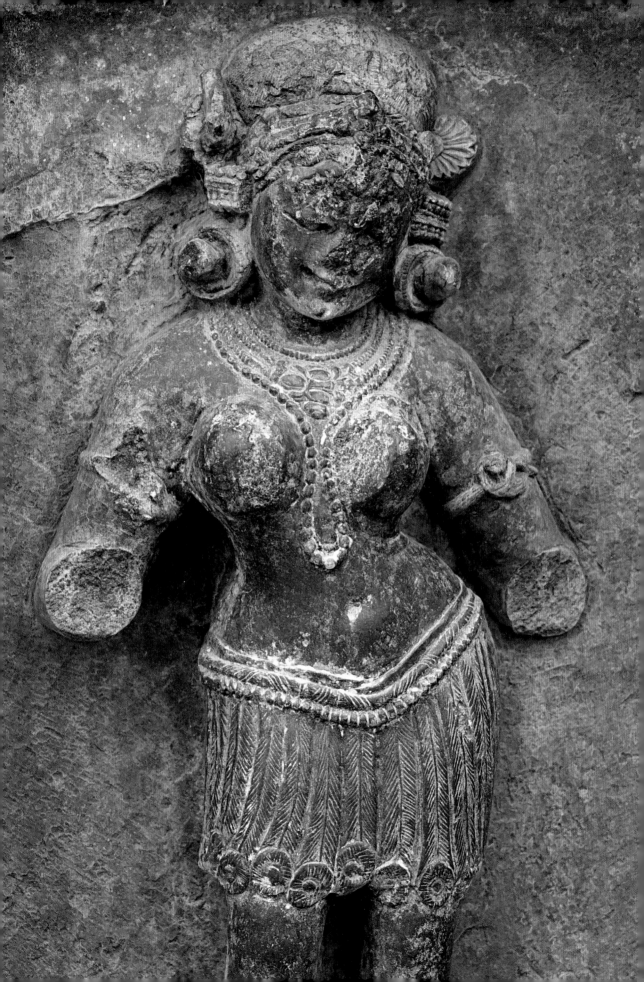

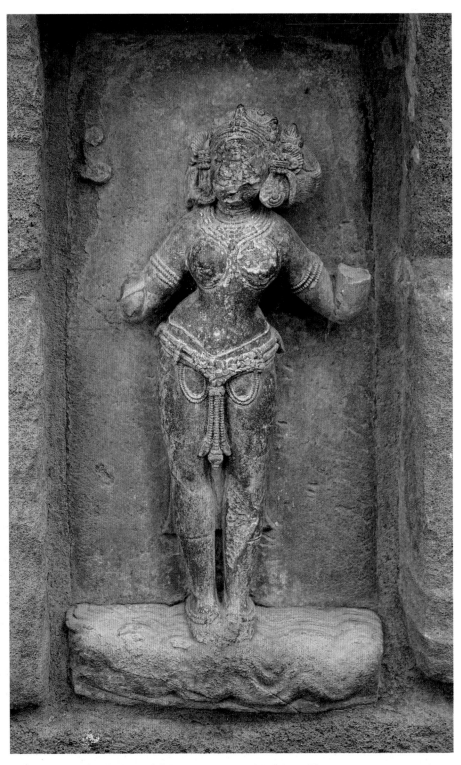

6 毗利德希／克利耶／婆茹妮（Vriddhi/Kriya/Varuni），一面
二臂，站在水波之上。

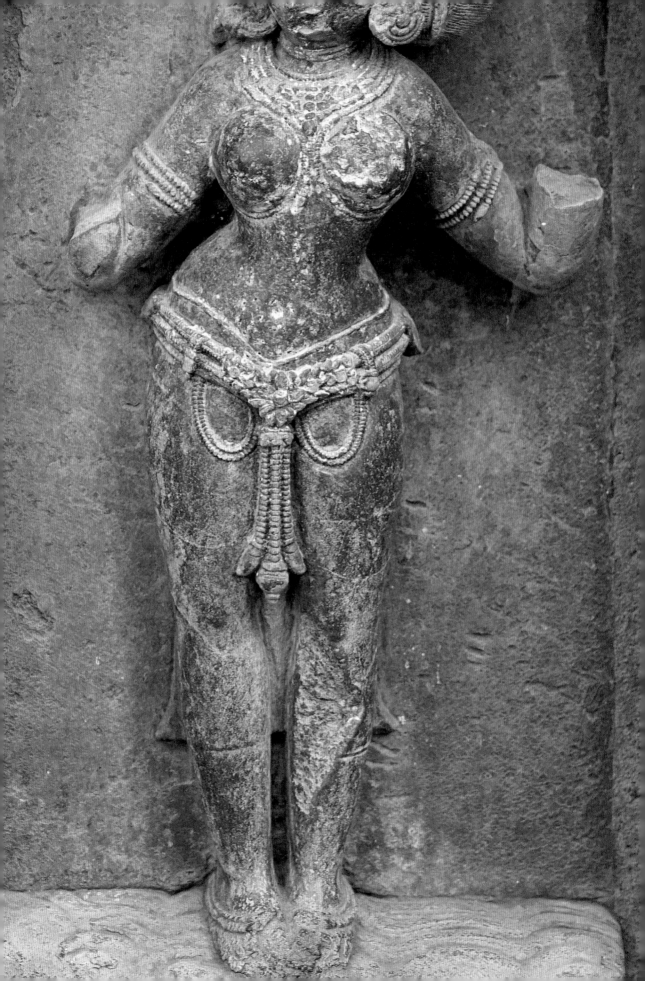

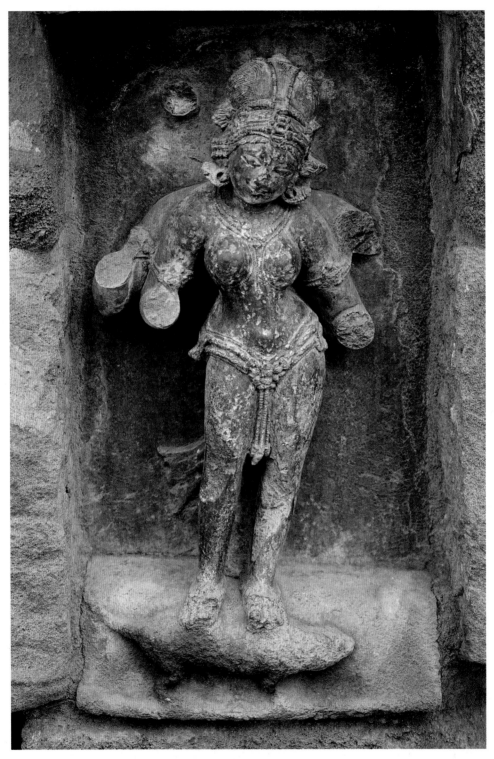

7 阿吉达／噶利／克塞门卡利（Ajitd／Gauri／Ksemankari），一
面四臂，发髻高耸于头上，立于鳄鱼背上。

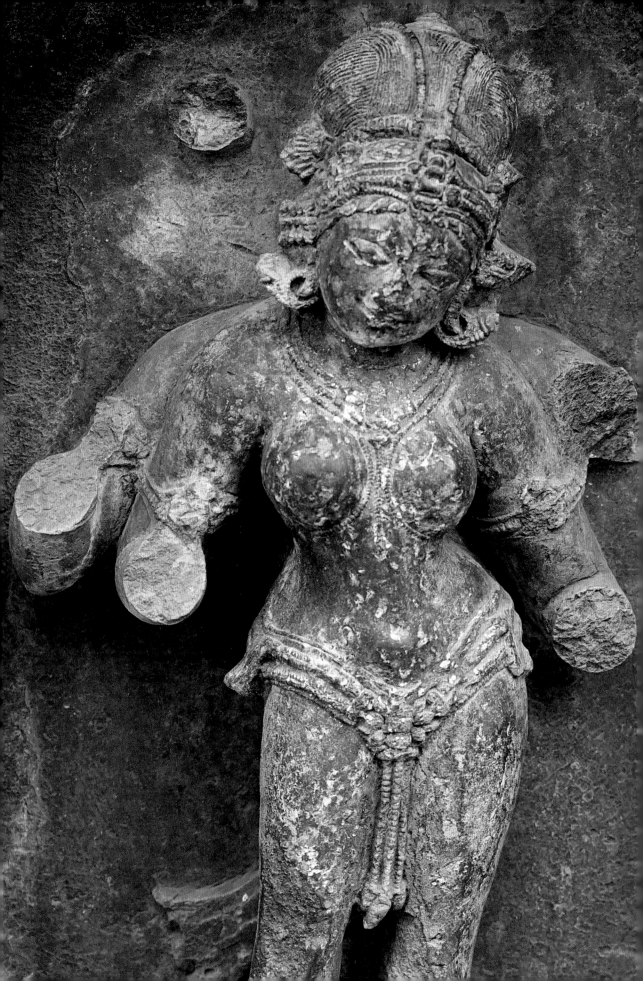

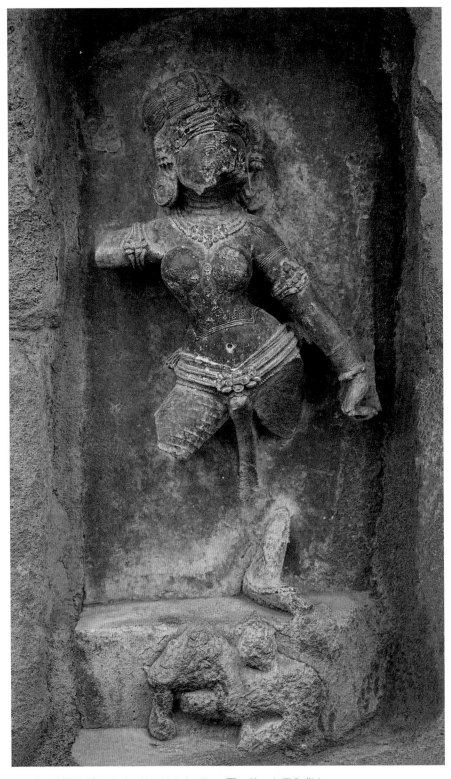

8 爱得利／帝释天女（Aindri/Indrani），一面二臂，立于象背上。

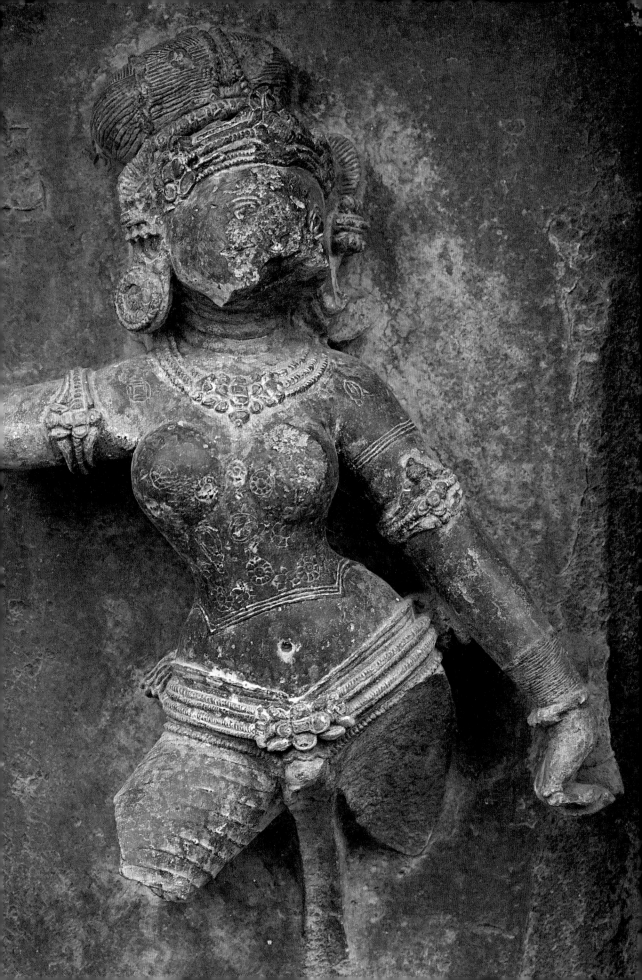

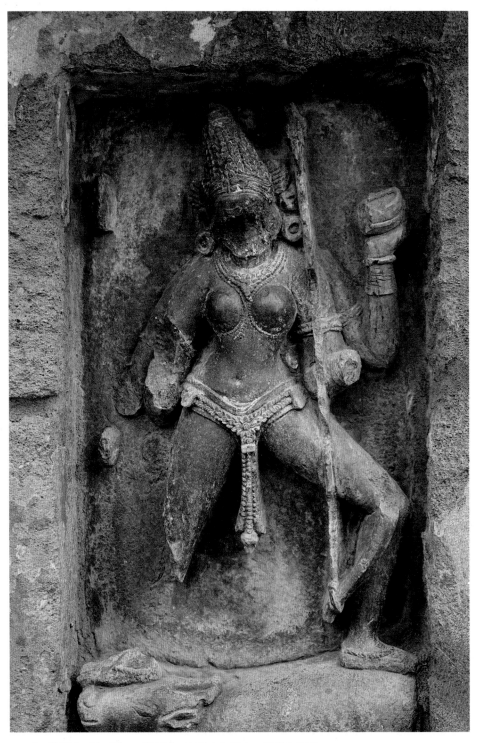

9 猪面女 (Varahi)，一面四臂，立于水牛背上。四臂中可见
持颅器和弓。猪面女，在佛教密教中，称为金刚亥母，其实是毗
湿奴野猪化身的阴性特征。

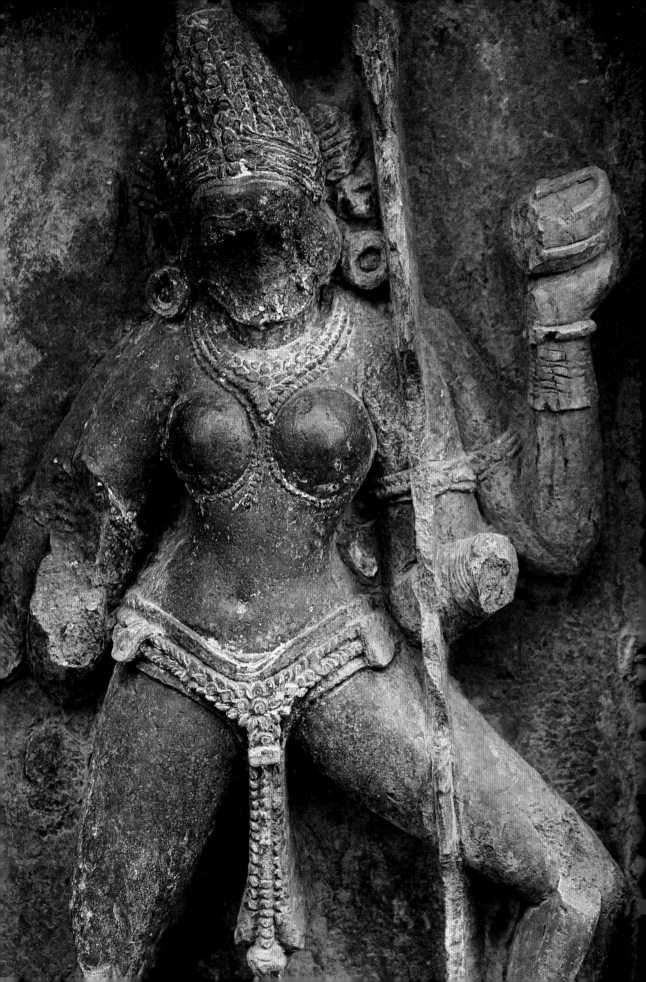

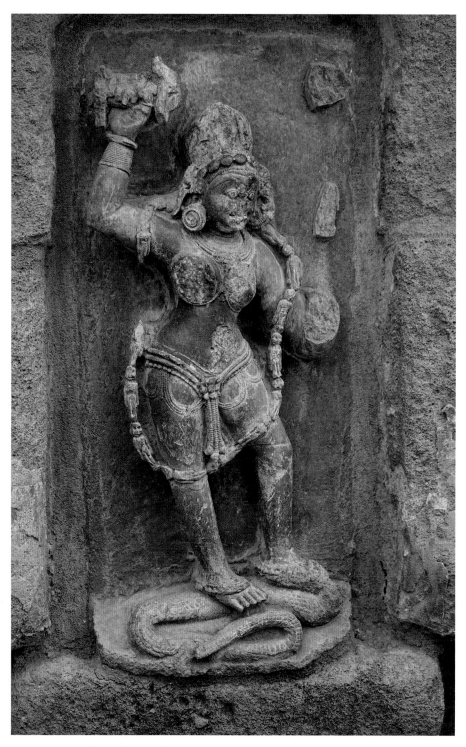

10   白玛瓦蒂/拉娜毗拉（Padmavati/Ranavira），女神一面二
臂，怒相，大瞪双眼立于巨蛇之上。身上披挂骷髅链，头上饰有
财富之山（alakā），右手持剑（khaḍga，剑已残，只存剑柄）。

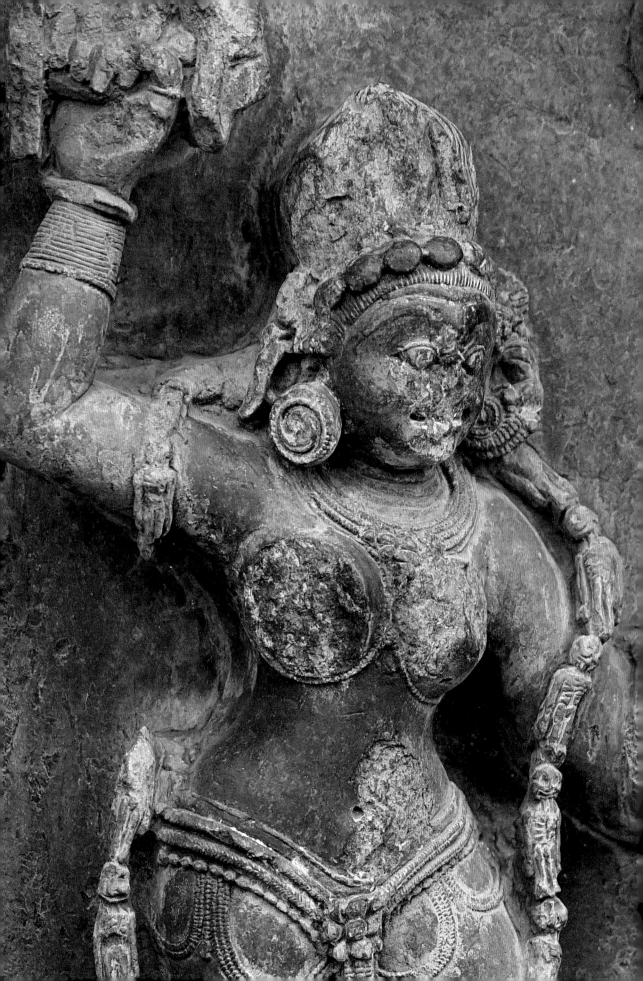

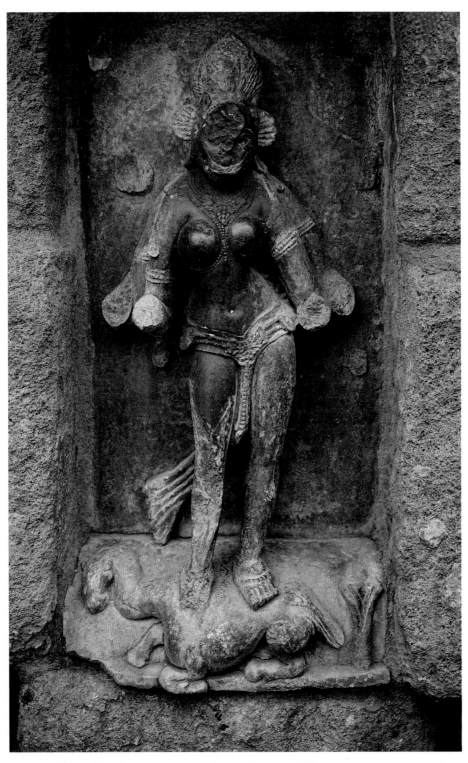

11 猴面女／穆拉蒂 (Ostragreeba／Murati)，一面四臂，立于骆
驼上。

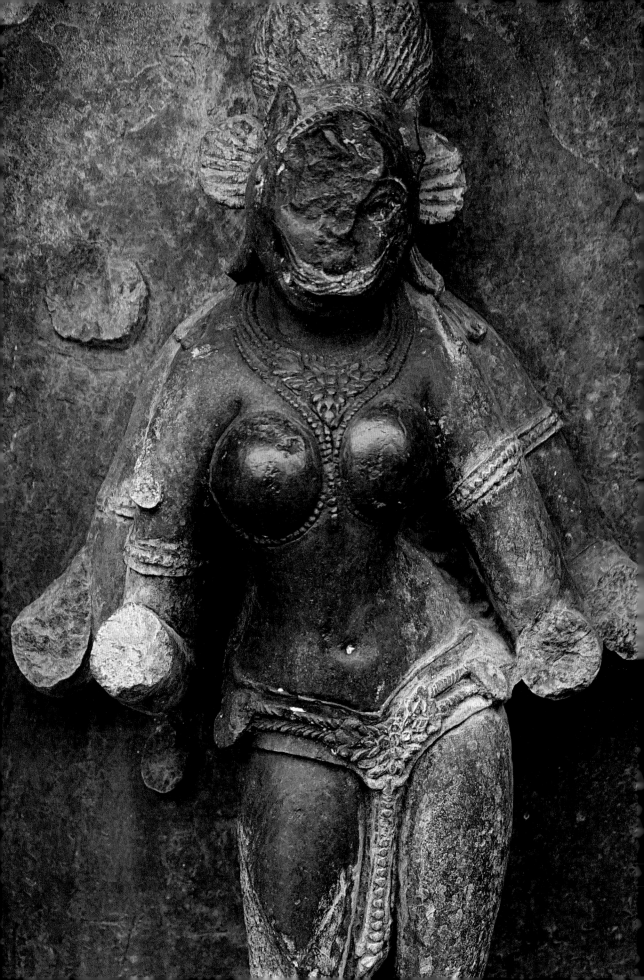

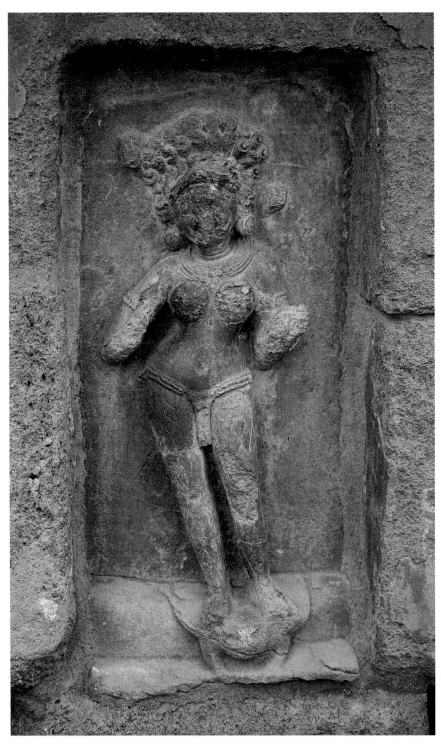

12　毗湿奴女（Vaishnavi），一面二臂，面部优雅但是卷发
上扬，头上饰骷髅（Mukuta），立于金翅鸟背上。通过骑乘这个标
识，可以确定她是毗湿奴的阴性特征。

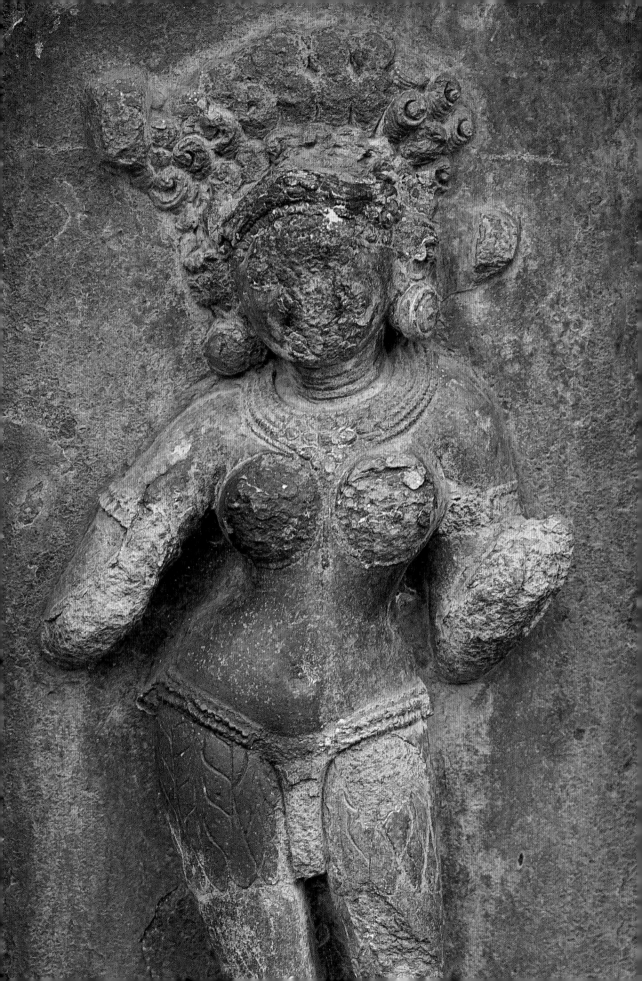

13   毗卢婆／卡拉拉特利／五猪女（Virupa/Kalaratri/Panchavarahi），
一面二臂，慈相，面带微笑，三弯式姿态立于猪背上。

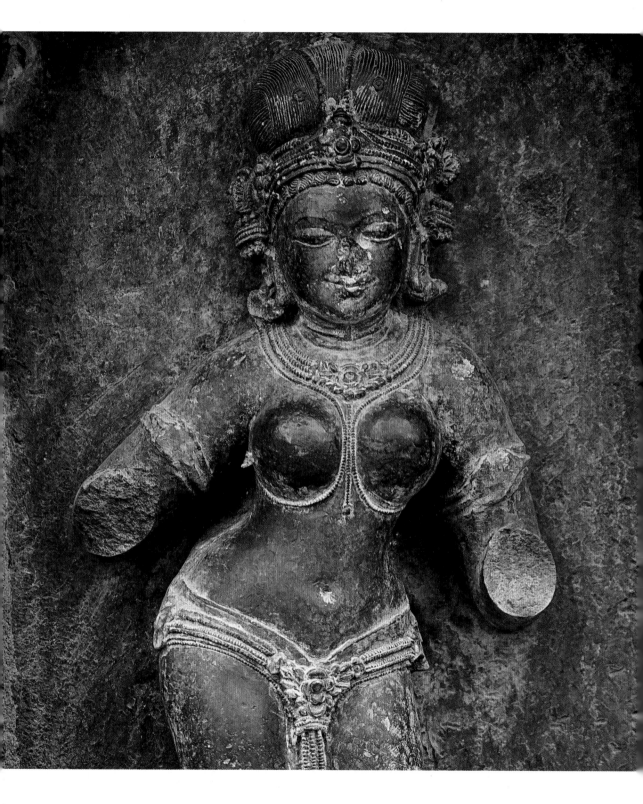

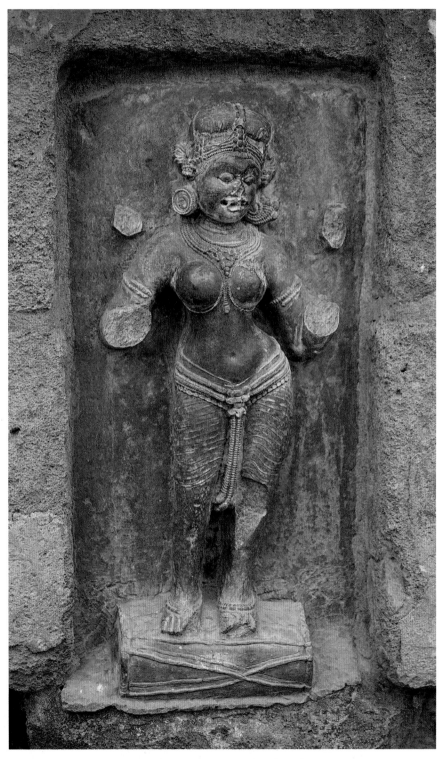

14　婆雅茹帕（Vadyaroopa），一面二臂（臂残），怒相、獠牙
外露，立于一面鼓上。

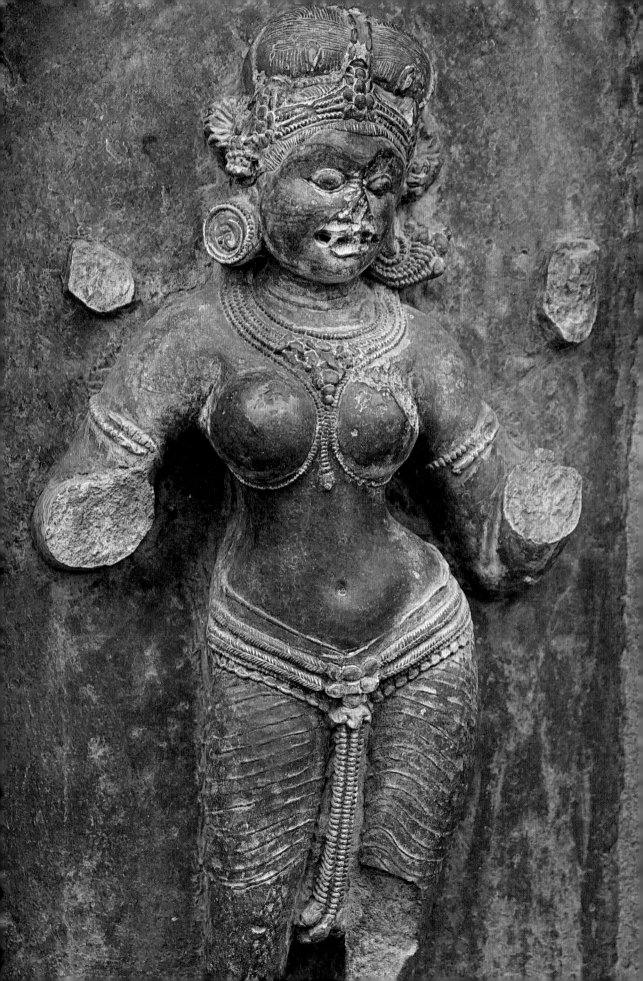

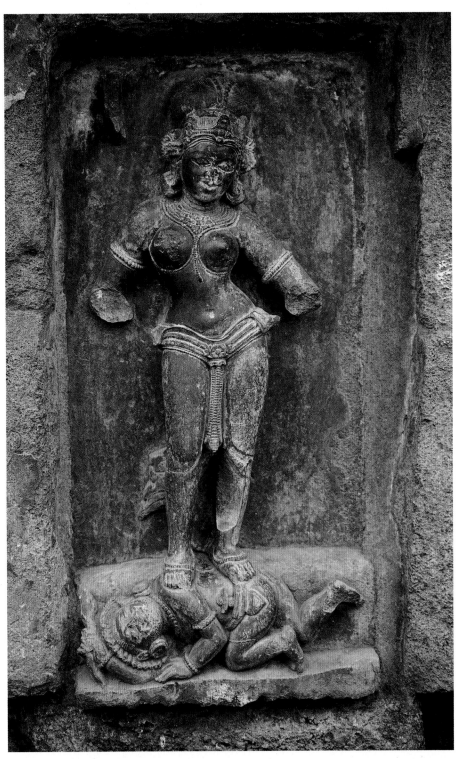

15　恰赤卡（Charchika），一面二臂（臂残），足下踏一男性。
男人卷发，持一莲花回头望着女神，腰间别一把匕首。

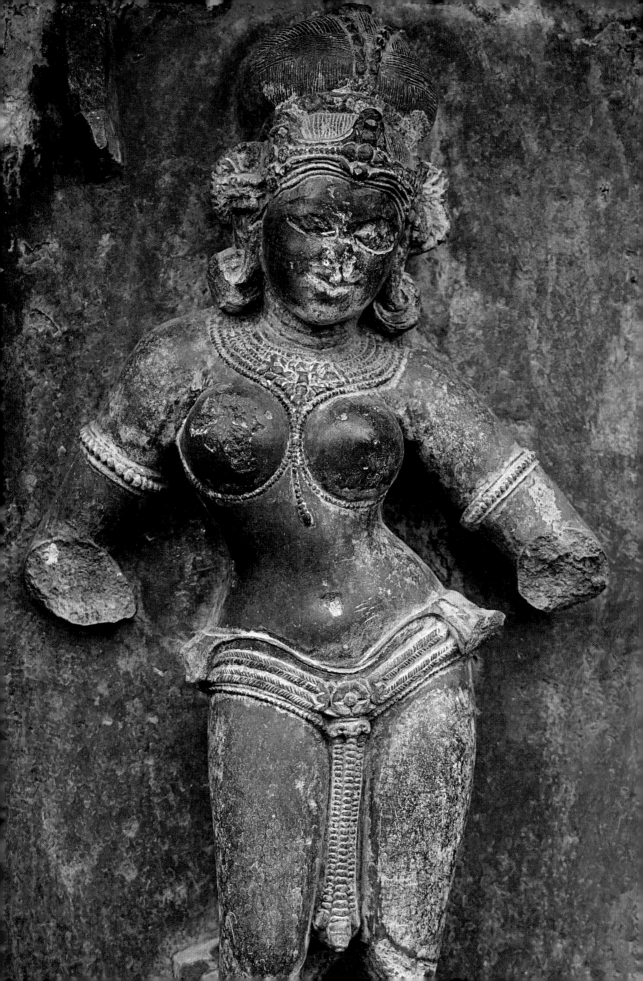

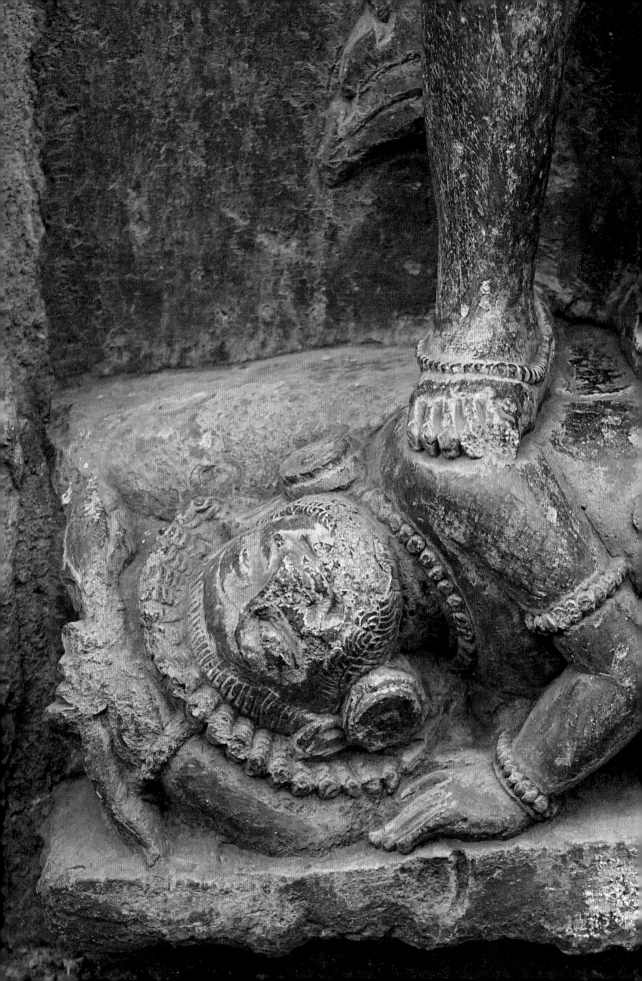

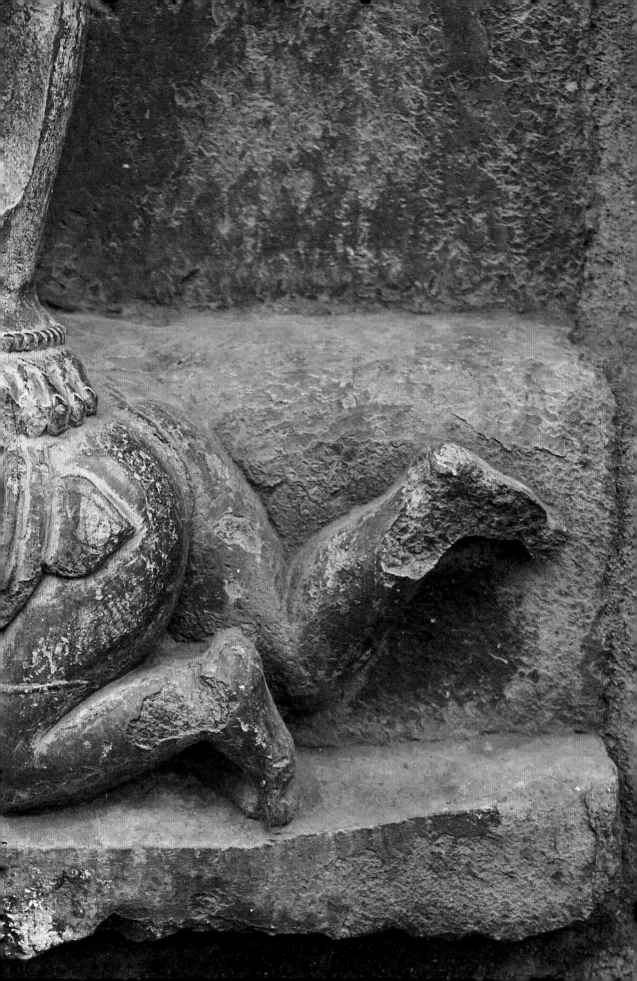

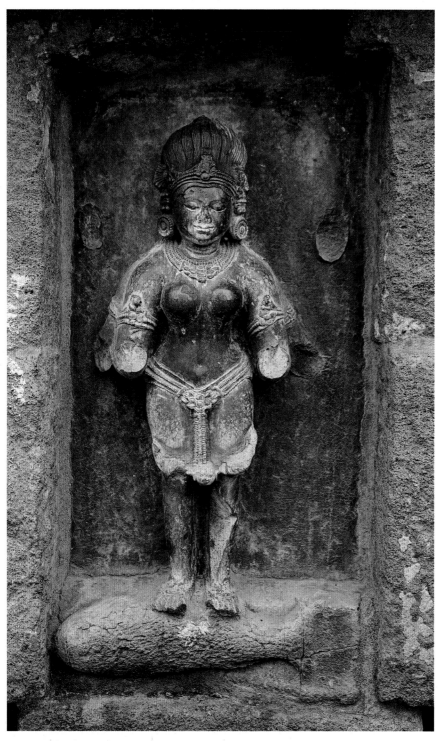

16　玛伽利/拜塔利（Marjari/Betali），一面四臂（臂残），头发如
火焰上举但面目宁静，端正立于一条大鱼上。身上原有骷髅链，现基
本损毁。

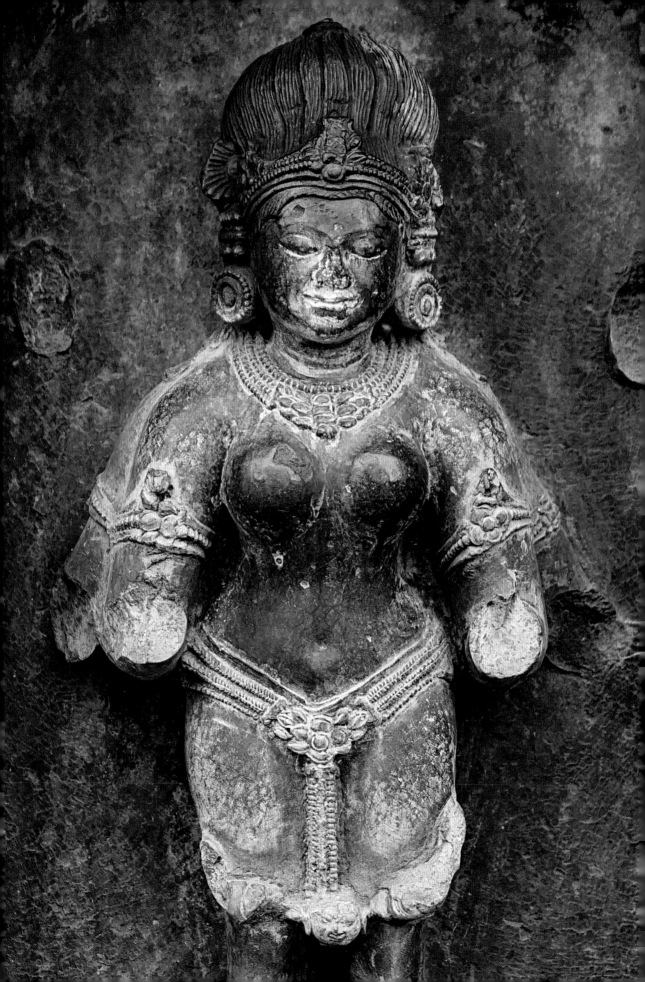

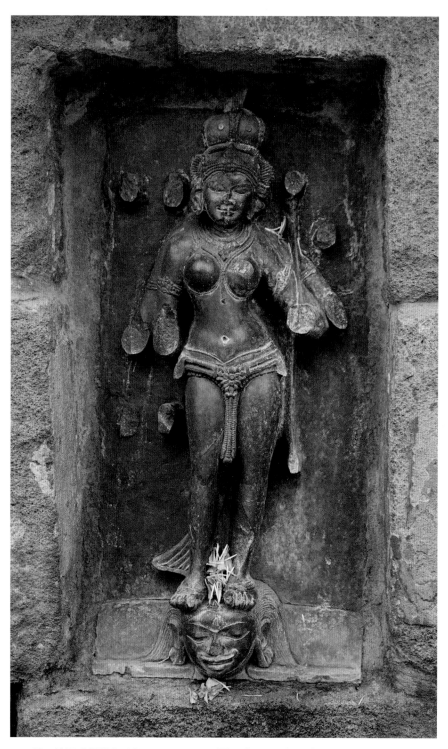

17 钦娜玛斯塔卡（Chinnamastaka），一面四臂，立于割下来
的人头上，人头的头发披散着、目光下视、咧嘴哭相。女神优雅
而立，一只左手持弓。

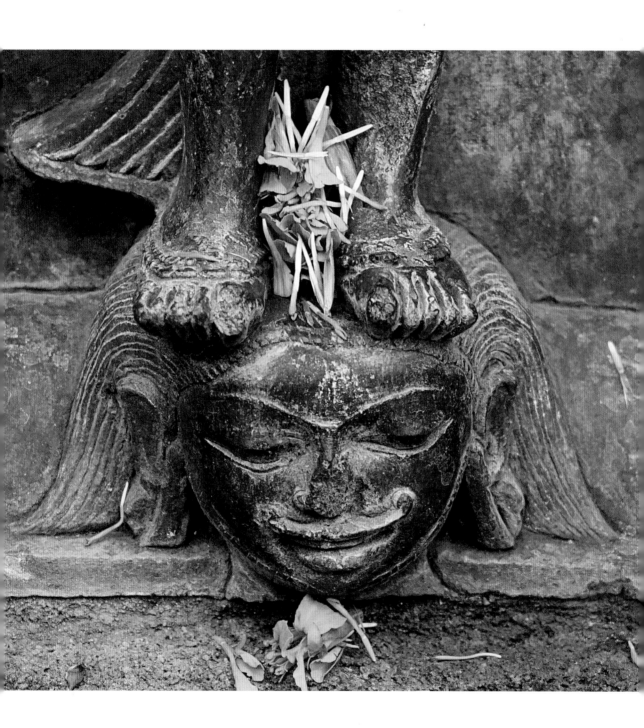

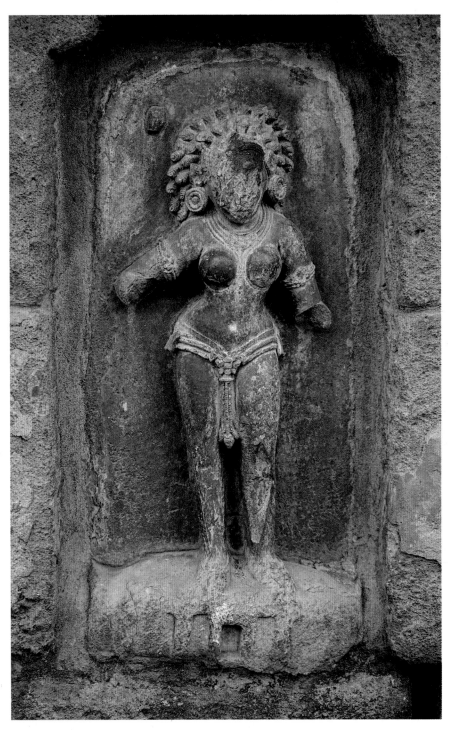

18　毗利萨巴娜娜／宾德耶·巴希妮（Vrisabhanana/Bindhya Basini），一水牛面二臂（面臂俱残），卷发如花，这种发式被称为 "苦行者发式"（Jatamandala）。足下的骑乘因为损毁严重，已辨识不清，或者是房子或者是石窟。

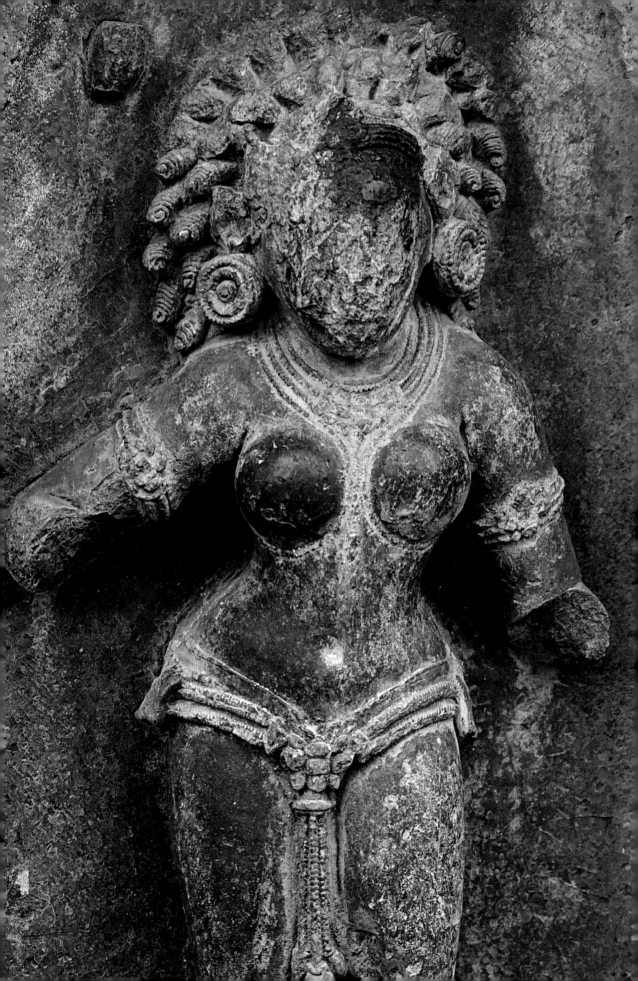

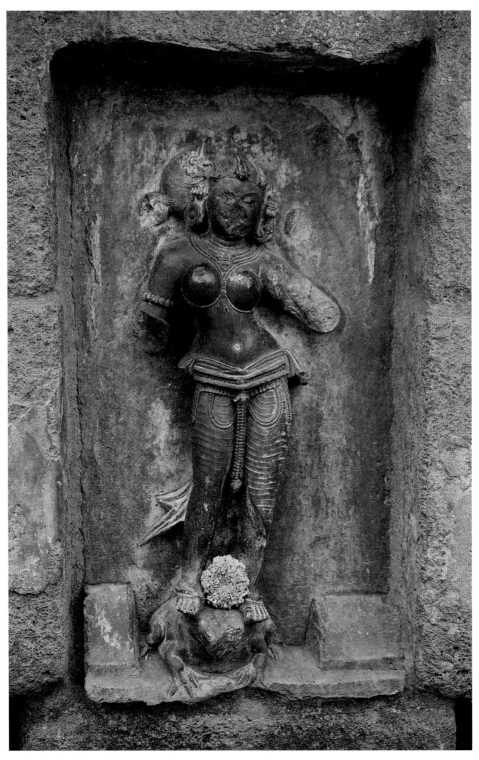

19   伽拉卡密妮（Jalakamini），一面二臂（面稍残、臂残），
立于一巨大青蛙上，特别的是女神系着贴体的短裙。

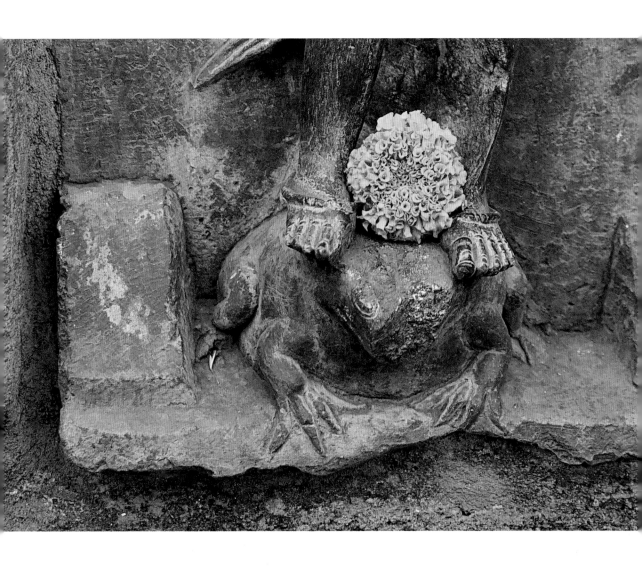

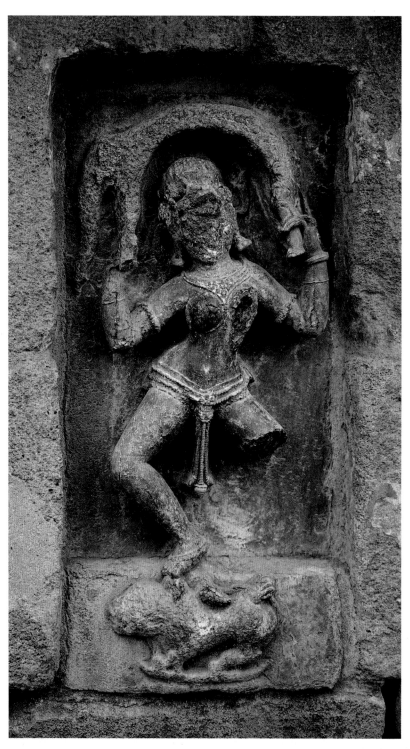

20　犍塔瓦拉（Ghatavara），一面二臂，面部和左腿残。幸运
的是造像手臂保存完好，可以清楚地看到女神手举象皮，舞立于
狮上。

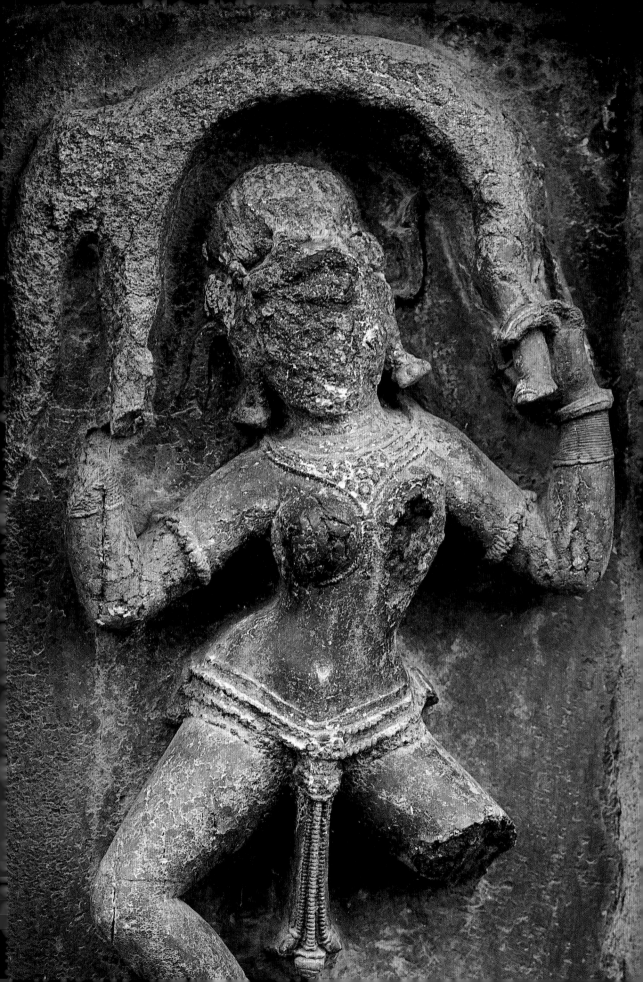

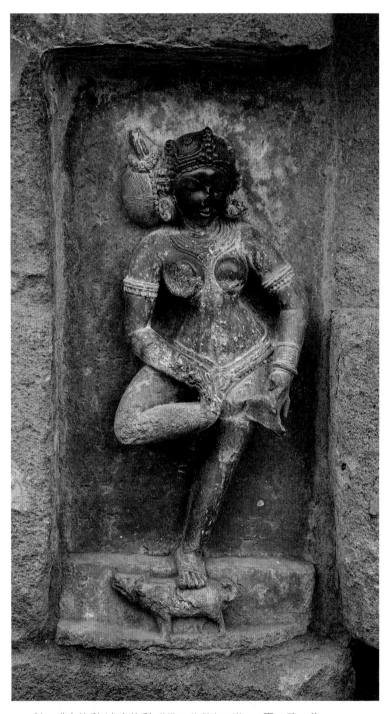

21 毗卡拉利/卡卡拉利（Vikarali/Kakarali），一面二臂，慈相，非常幸运的是女神面部只有鼻子稍残，所以可以看到非常秀美的脸庞。女神目视下方，两手将右脚抱住，似乎在整理脚链，或者在清理脚刺，左足单立于狗背上。这个动势在同时期的卡久拉霍石雕中，非常普遍，可能是当时流行的一种女神姿态。

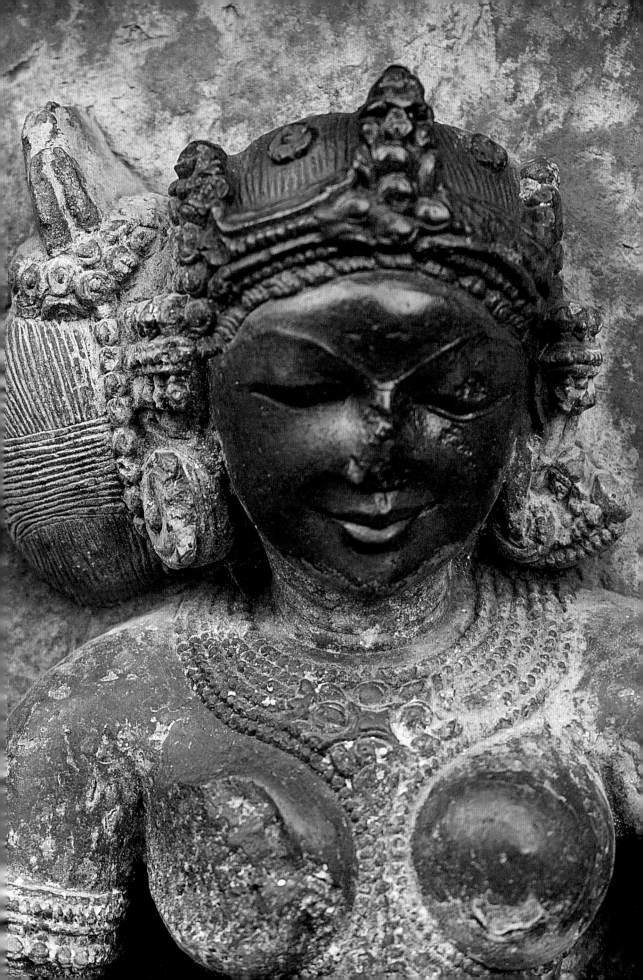

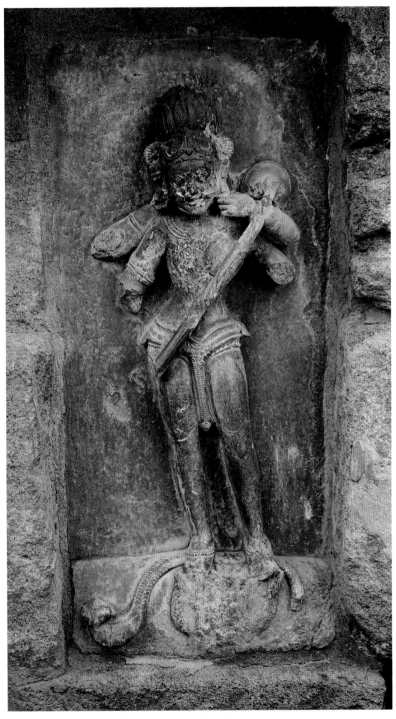

22　萨拉斯瓦蒂（Saraswati），一面四臂（臂残）、怒相、獠
牙，手持她的典型器物：长弦琴（tumuru）。萨拉斯瓦蒂是印度传
统的智慧女神，她的标识就是弹琴。通常这个女神优美、恬静，
但是这里表现的女神却是愤怒相。

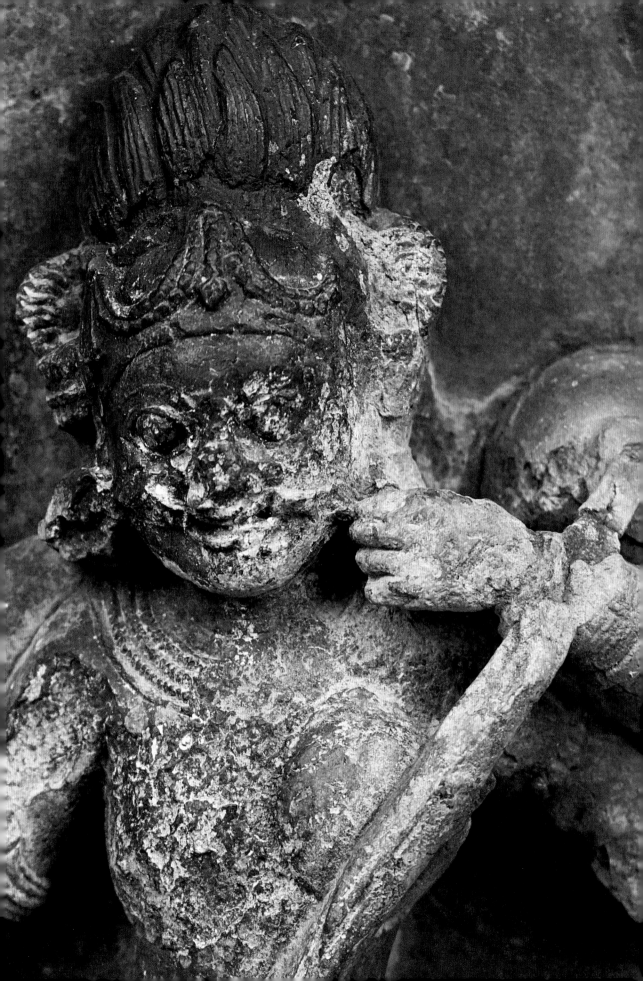

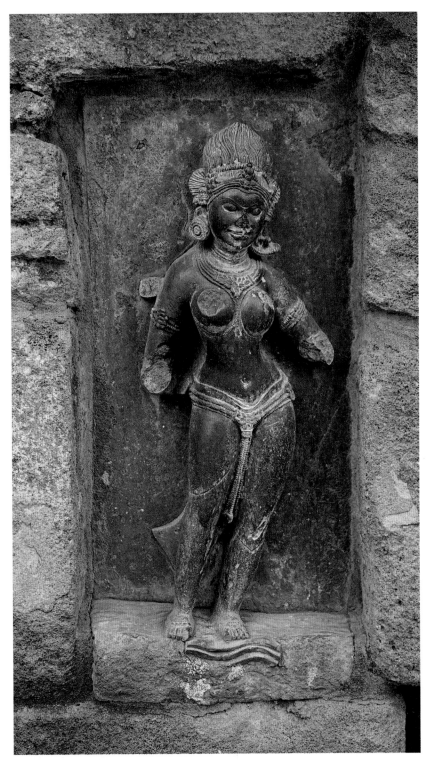

23　比卢婆（Birupa），一面二臂（臂残），头发如火焰上举，
三弯体态立于波浪之上。

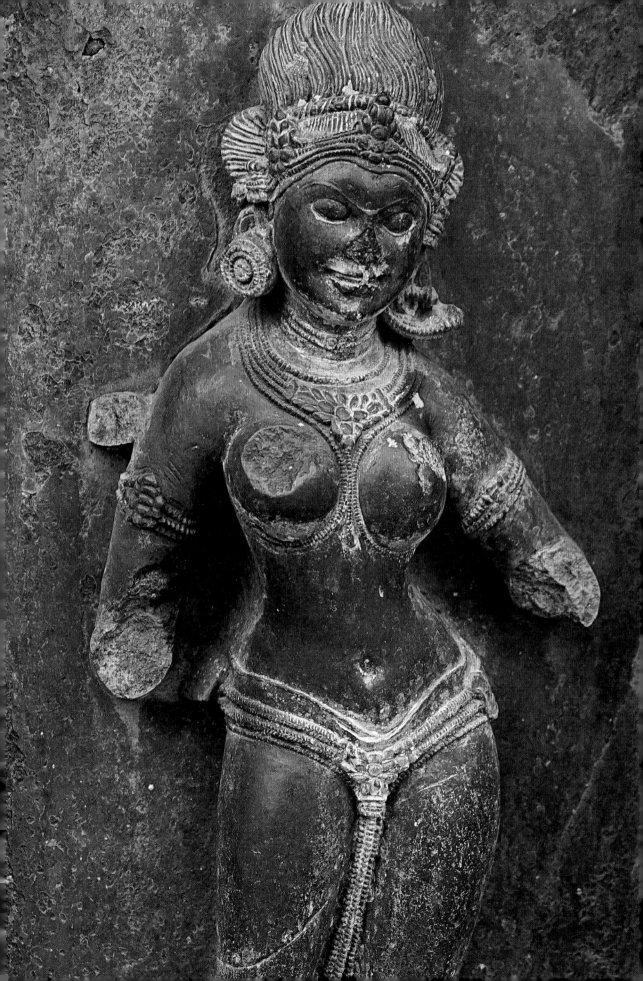

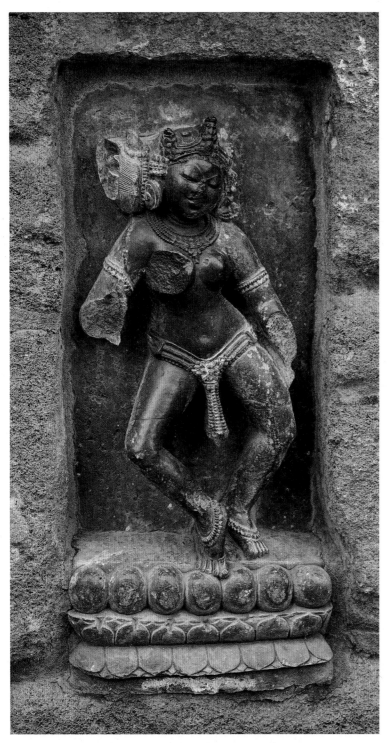

24　考沃利（Kauveri），一面二臂（臂残），巨大的发髻甩在女神脸部右侧，上饰骷髅和璎珞，舞立于莲花座上。莲花座上排列七个圆状物，在此表示七宝，通常七宝表现为七个盛满宝物的罐子。

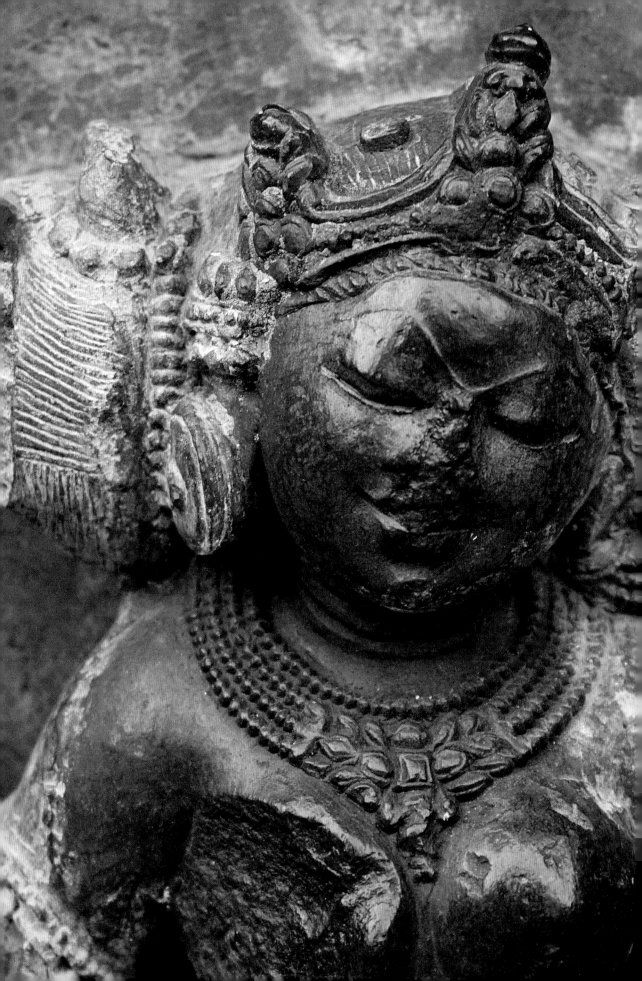

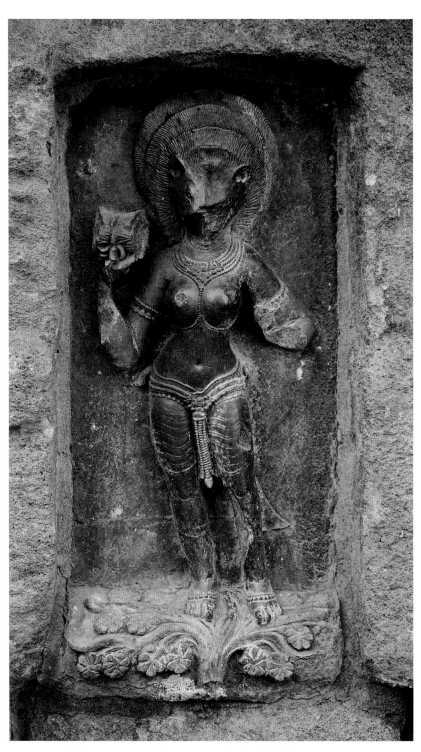

25 巴鲁卡 (Bhalluka)，一猪面二臂（左臂残），头发蓬松，
为苦行者发式。右手上举持一双面皮鼓，下系丝裙，立于植物上
（印度学者认为是莲花）。

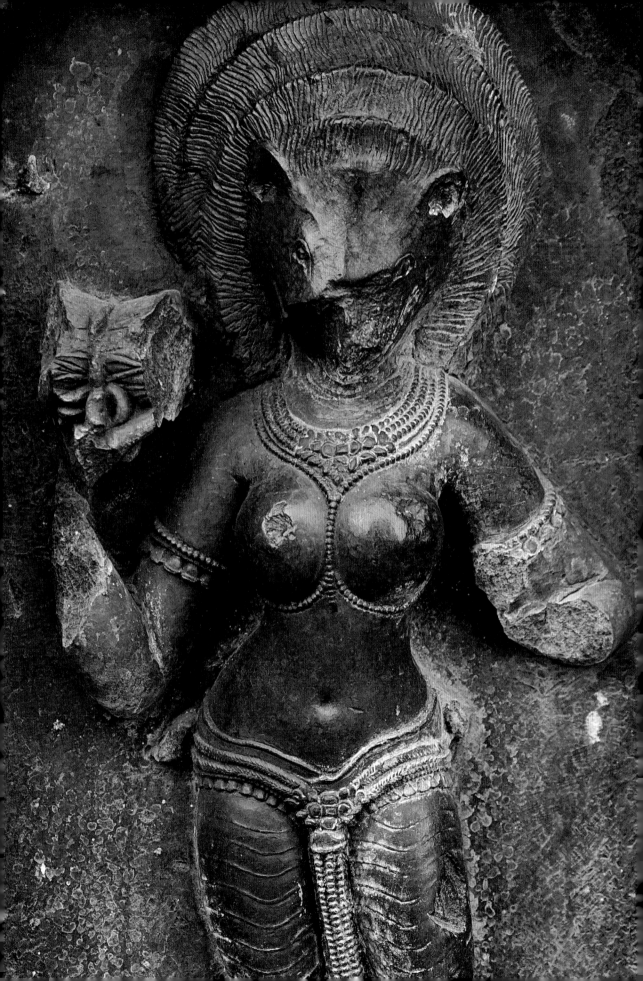

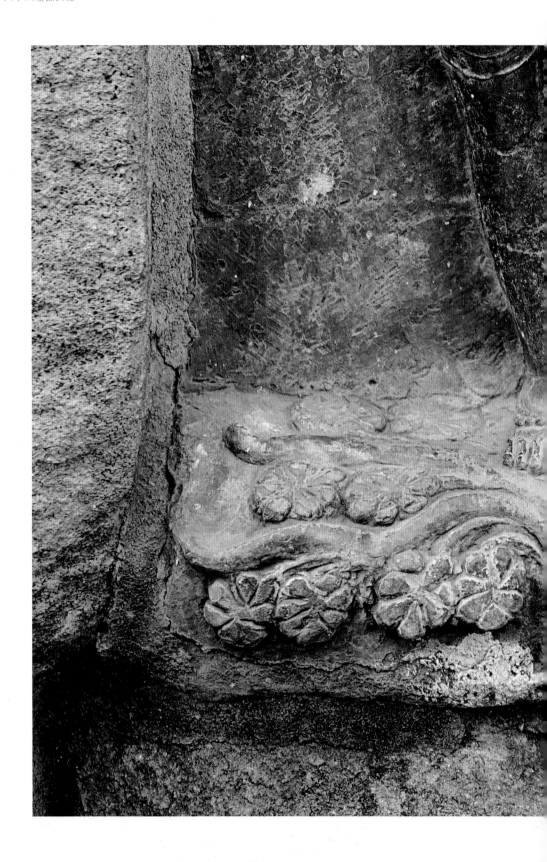

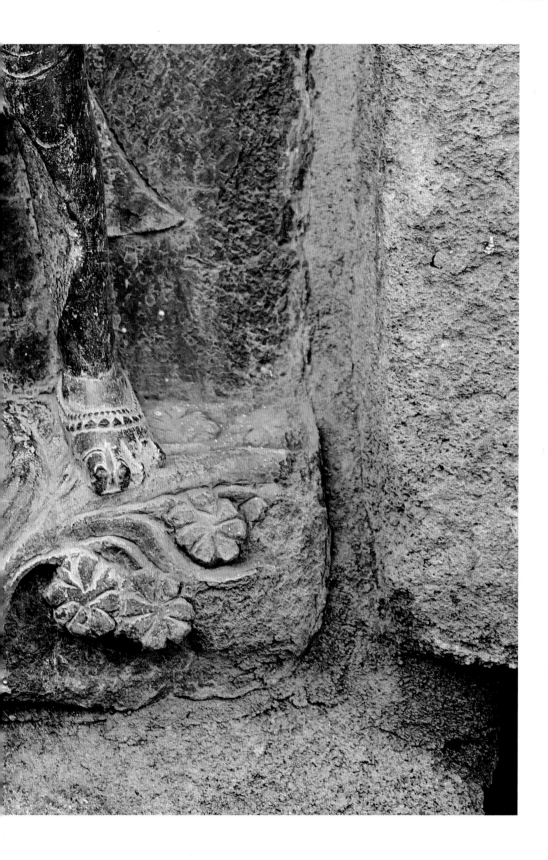

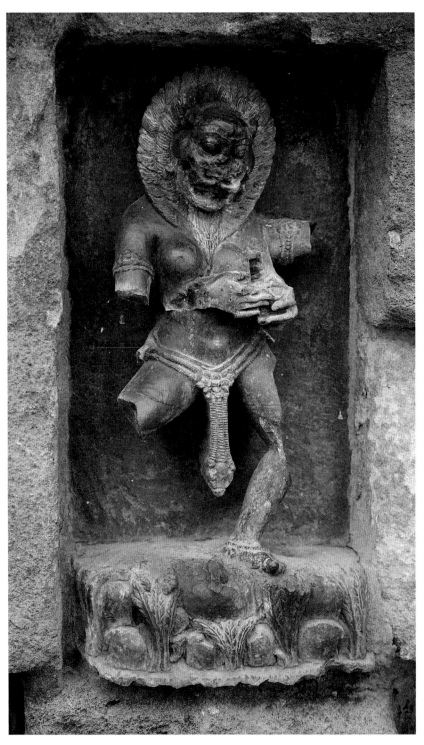

26　狮面母（Narasimhi），一狮面四臂（残），狮面呈怒吼状、
头发奋飞如怒狮。残存的两手于胸前捧一小罐，舞立于有5朵花
的坐具上。

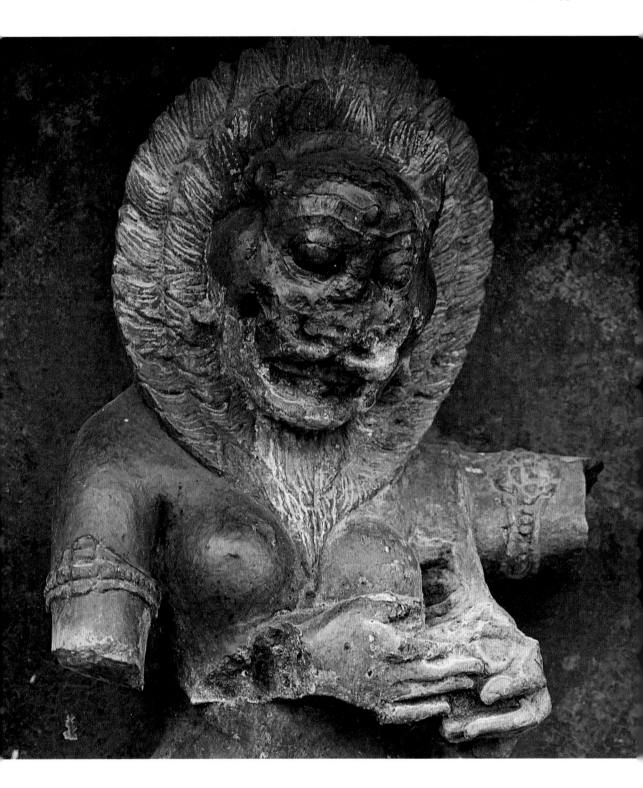

27 比拉伽 (Biraja)，一面二臂（双臂、面部残），慈相，立
于莲花上。

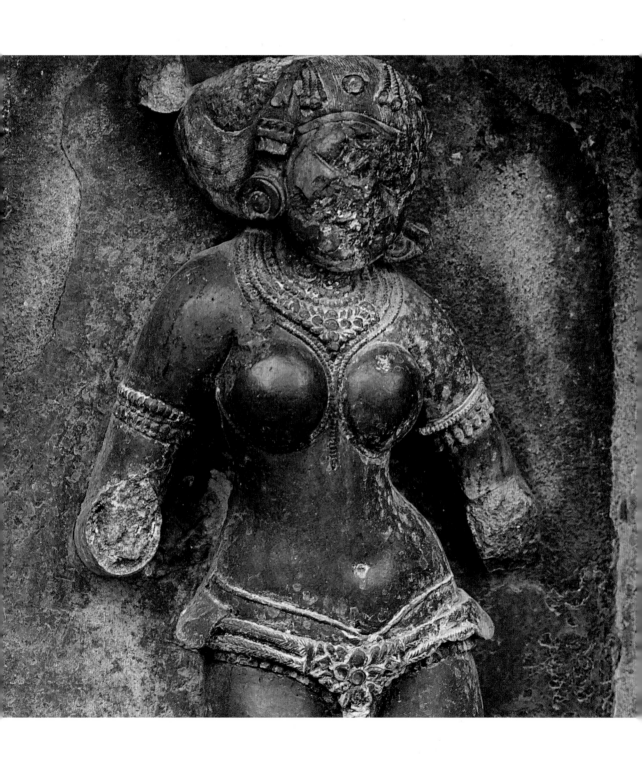

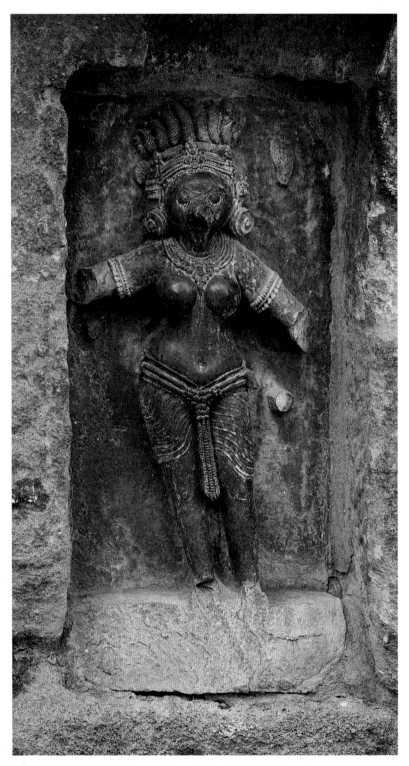

28　毗卡塔娜娜（Vikatanana），一鸟面二臂，头发如同一个高冠。因为足下石头已毁，所以不知其骑乘为何物。

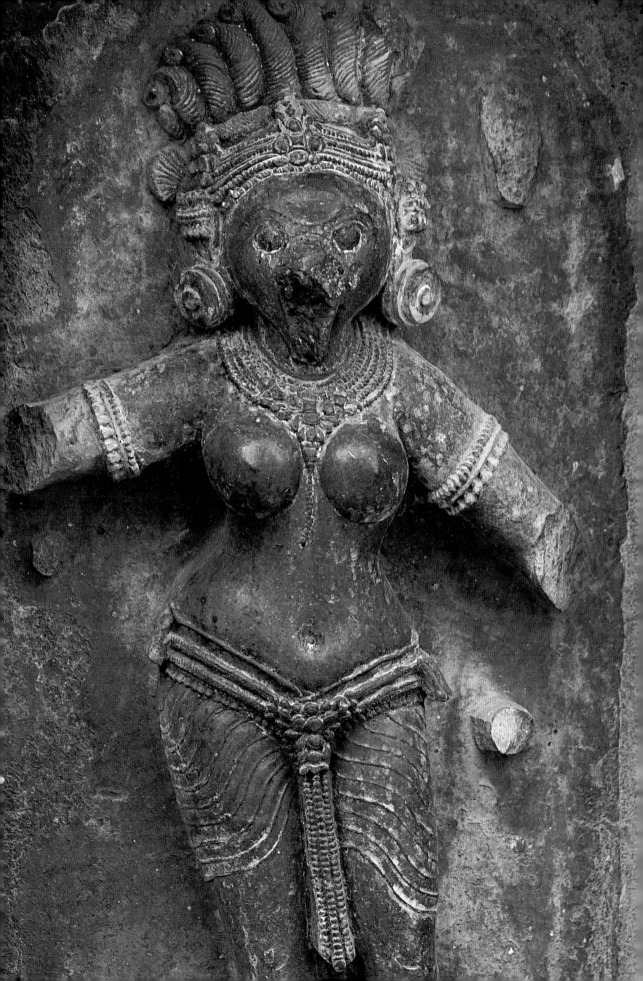

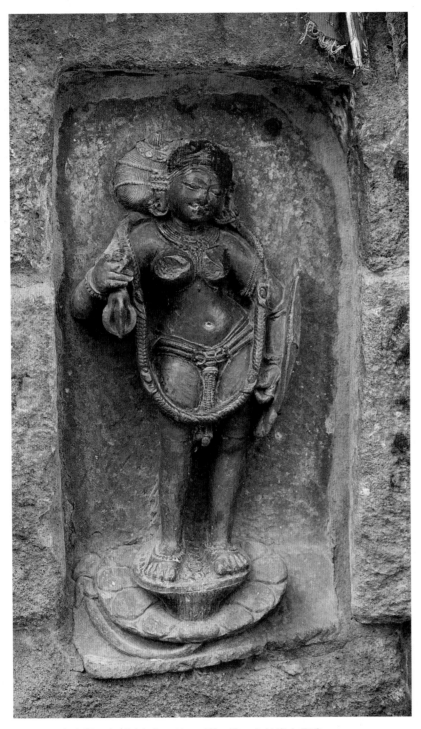

29   痴吉祥天女 (Mohalaxmi)，一面二臂，女神姿态优雅
自在，非常幸运的是此像保存基本完好。女神身上披挂蛇蔓
(Sarpamala)，右手持杵、左手提盾，三弯式姿态立于一朵盛开的
莲花上。

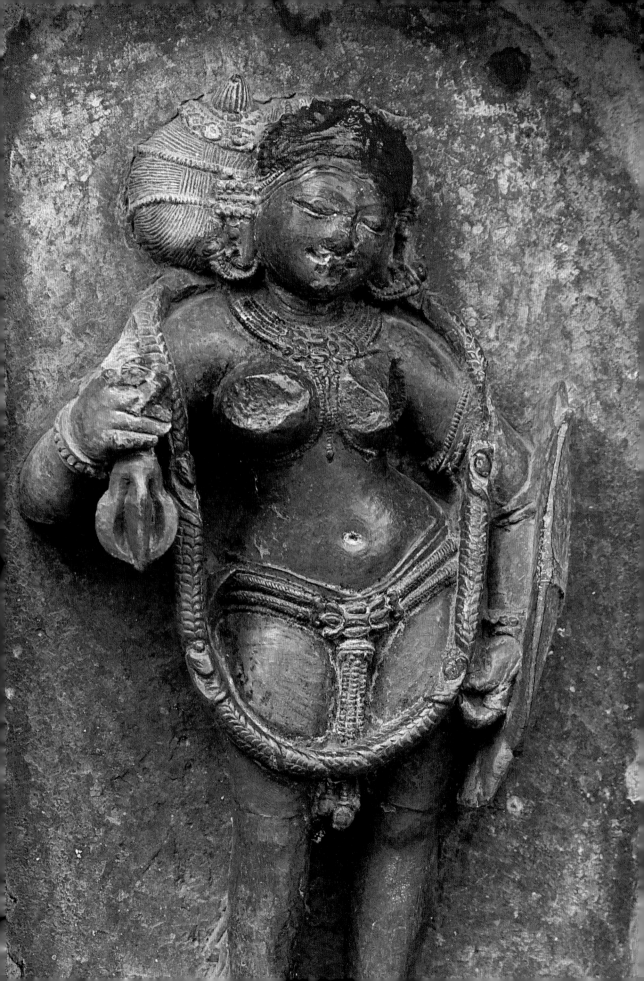

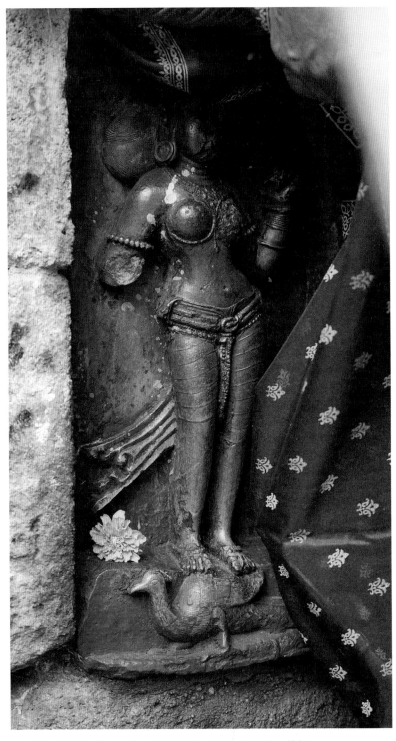

30 库玛利（Kaumari），也称处女神，女神一面二臂，慈相，立于孔雀之上。这个造像位于主供像的右侧，以布遮盖，推测在这个位置的女神可能有特别的意义。

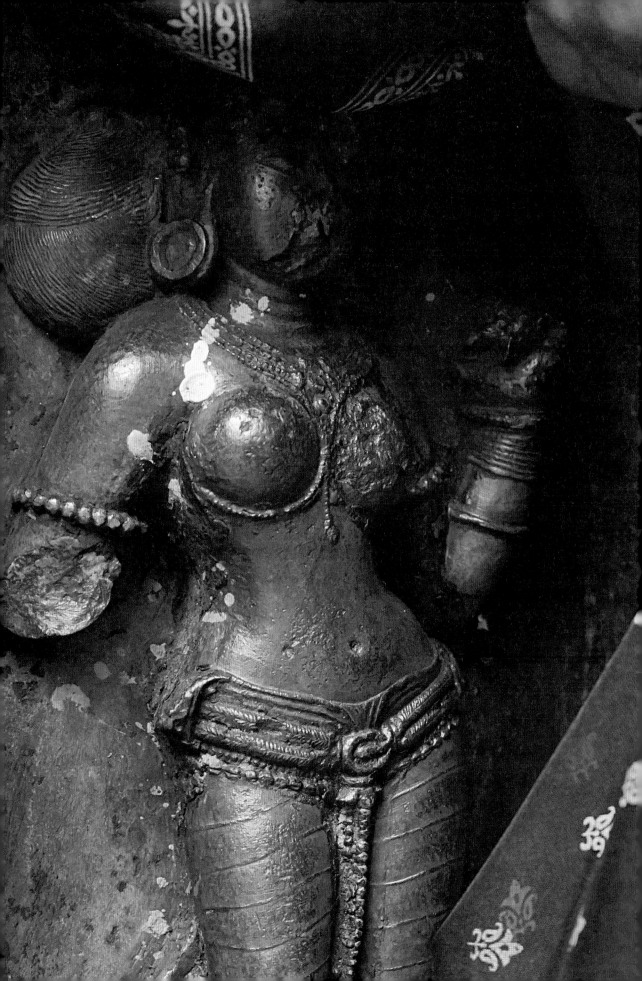

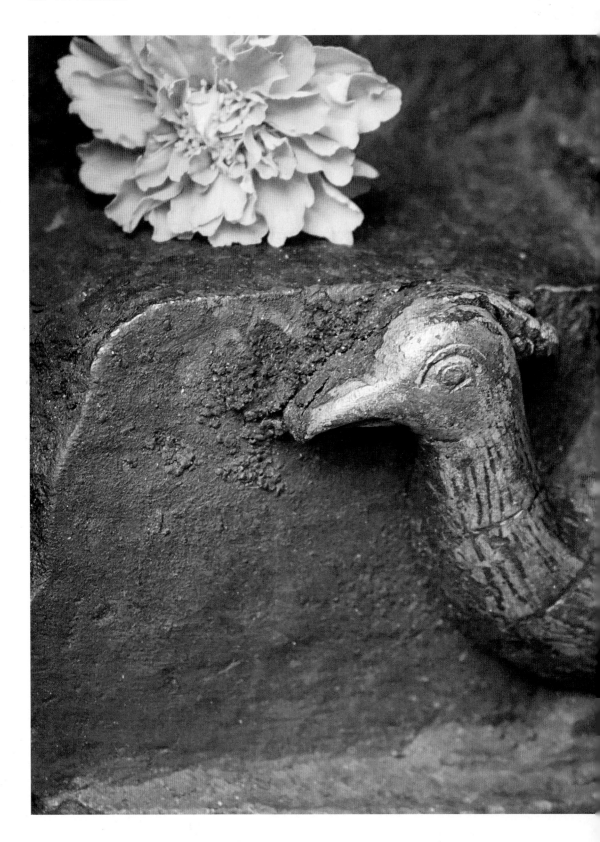

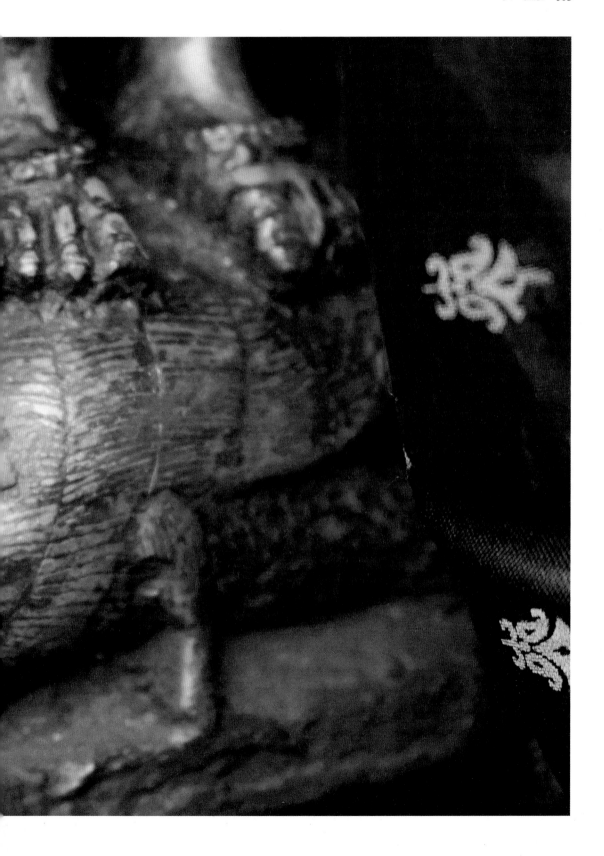

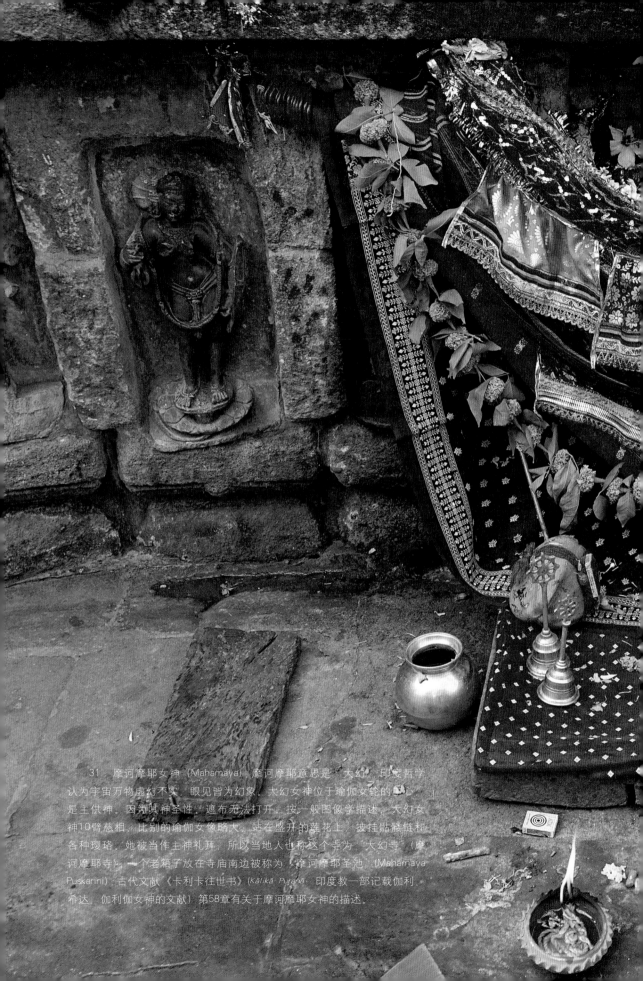

31 摩诃摩耶女神（Mahamaya）摩诃摩耶意思是"大幻"，印度哲学认为宇宙万物虚幻不实，眼见皆为幻象。大幻女神位于瑜伽女轮的中心，是主供神。因为其神圣性，遮布无法打开。按一般图像学描述，大幻女神10臂慈相，比别的瑜伽女像略大，站在盛开的莲花上。披挂骷髅链和各种璎珞。她被当作主神礼拜，所以当地人也称这个寺为"大幻寺"（摩诃摩耶寺）。一个老箱子放在寺庙南边被称为"摩诃摩耶圣池"（Mahamaya Puskarini）。古代文献《卡利卡往世书》(Kālikā Purāṇa，印度教一部记载伽利、希达、伽利伽女神的文献）第58章有关于摩诃摩耶女神的描述。

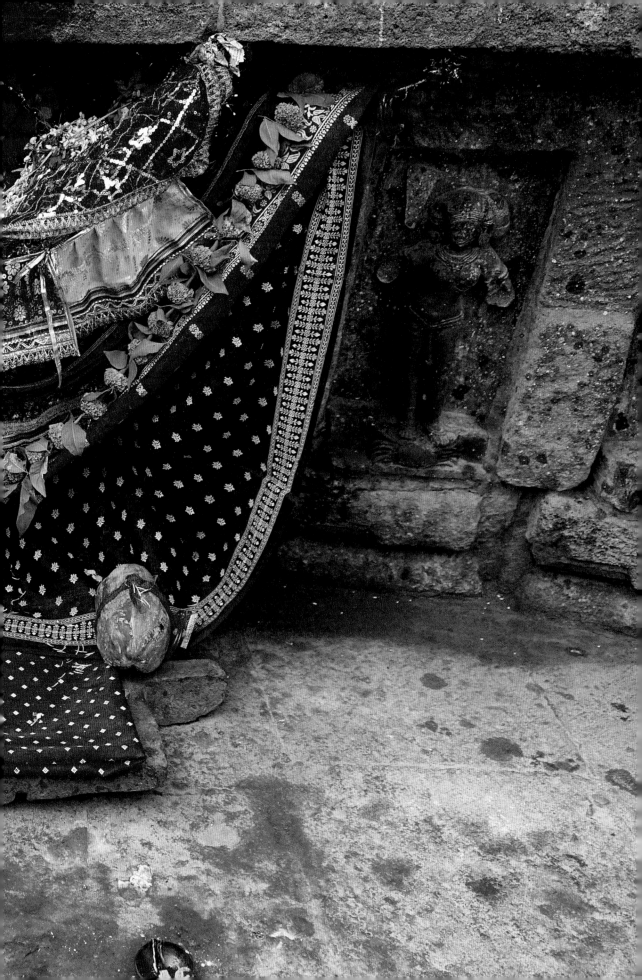

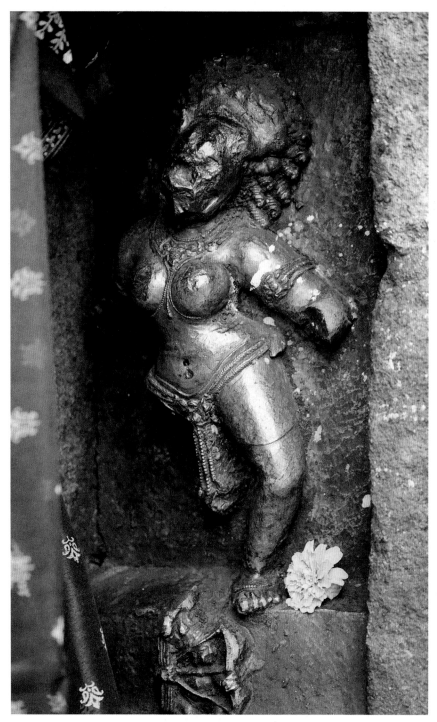

32　乌萨/拉蒂（Usa/Rati），这是主供神摩诃摩耶左侧伴神，
一面二臂、怒相，苦行者发式飞扬。从残存的面部看，似乎是一
兽面，但无法辨识是哪类兽面。屈膝而立，足下是一位拉弓射箭
的射手。

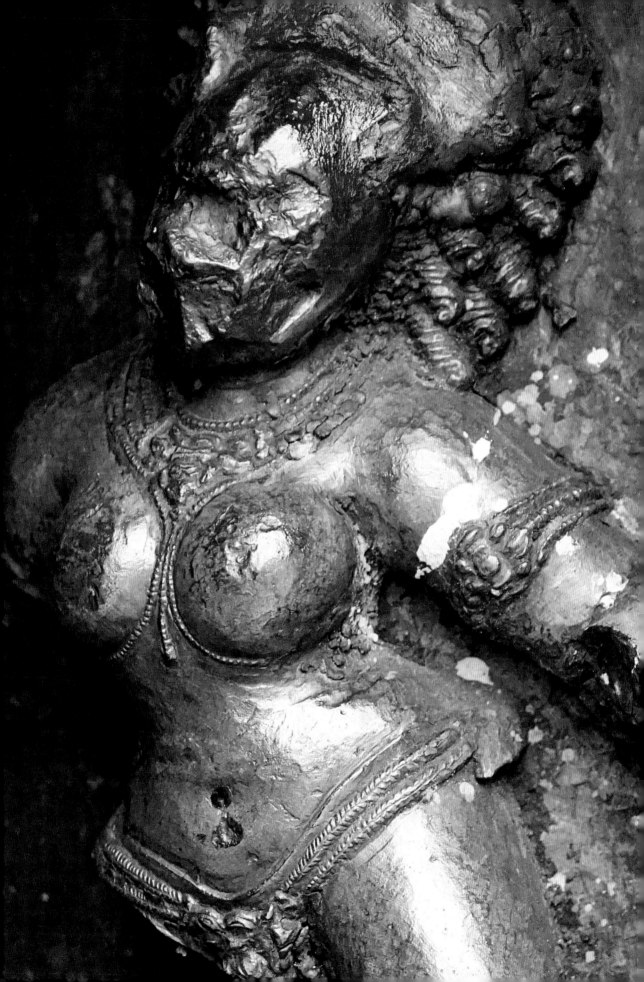

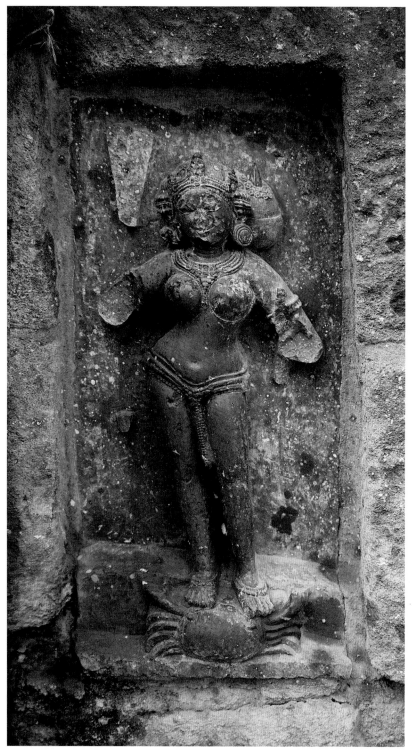

33 卡尔卡利 (Karkari)，一面二臂（双臂残），慈相，优雅地
立于螃蟹上。

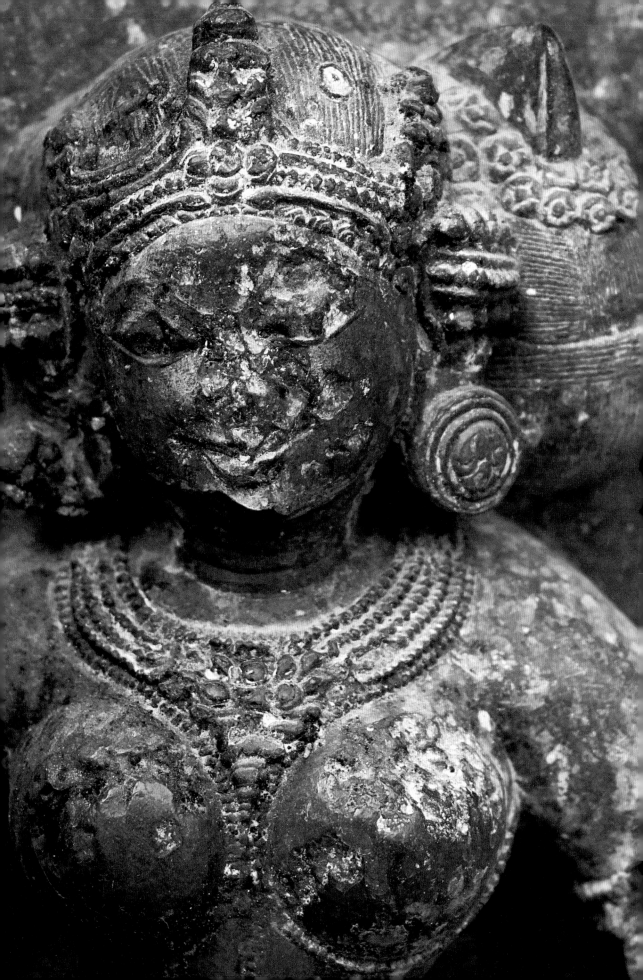

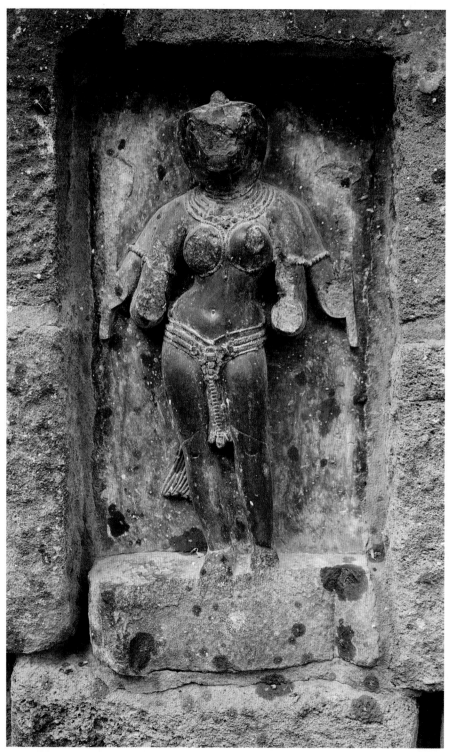

34　萨帕夏/钦塔拉 (Sarpasha/Chittala)，一蛇面四臂，她的
骑乘已损毁无存。

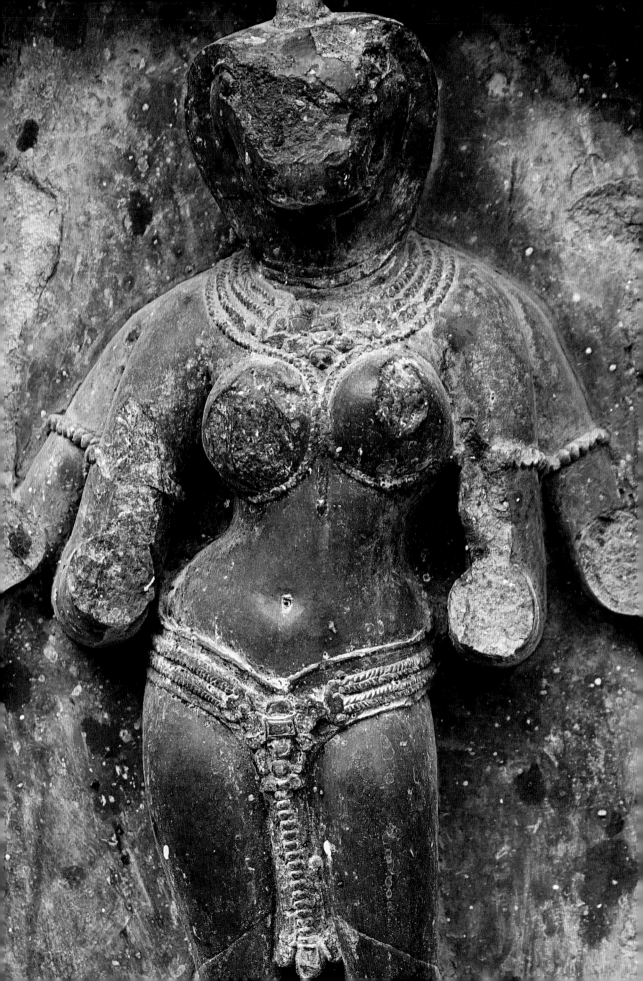

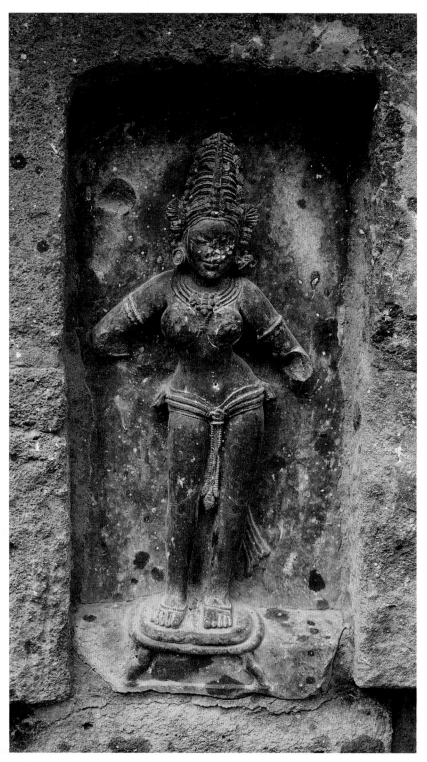

35 瑜夏 (Yosha)，一面二臂的优美女神，高耸的发髻反映
出东印度帕拉造像风格特征。她的骑乘是有四腿的小凳子。

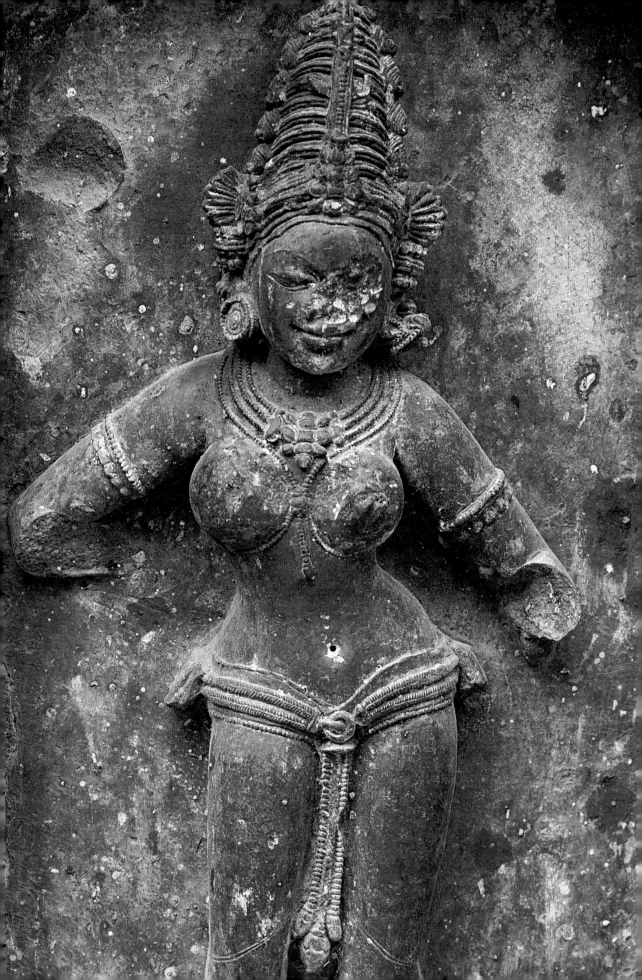

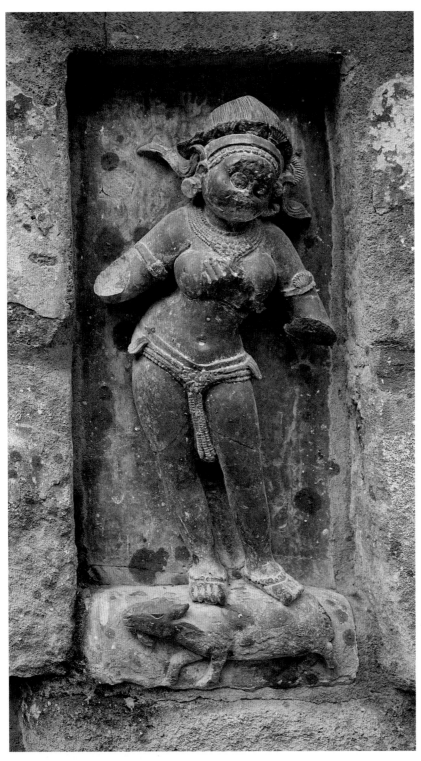

36 阿膏拉／婆巴斯瓦蒂 (Aghora／Vaivasvati)，一面二臂，眼睛奇大而突出，骑乘是有角的山羊。

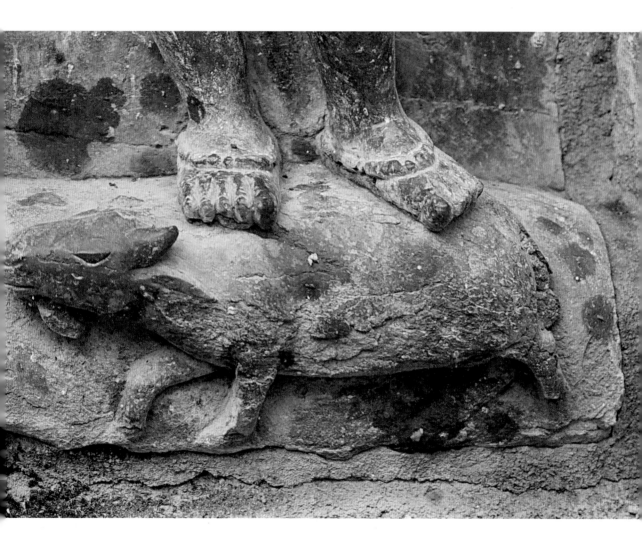

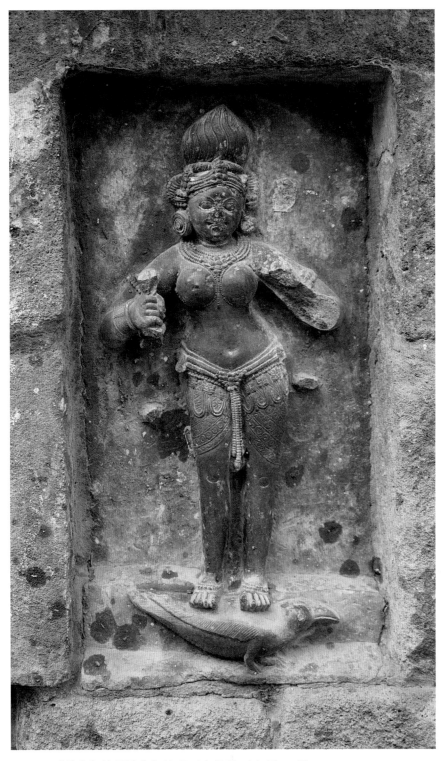

37 茹德拉伽利/巴德拉伽利（Rudrakali/Bhadrakali），一面二
臂，骑乘是乌鸦。女神右手握着一把宝剑（剑已残，只存柄）。

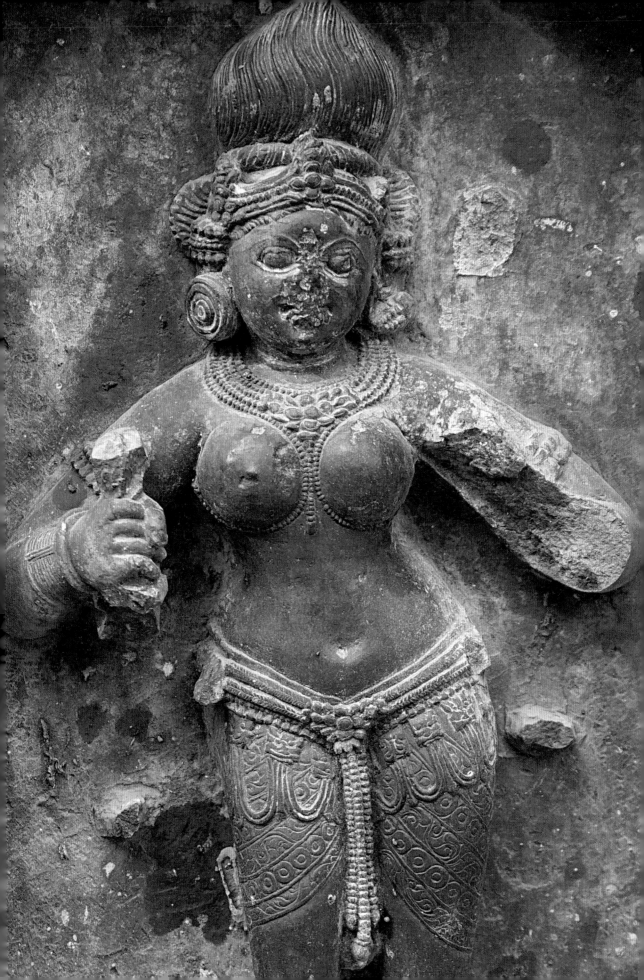

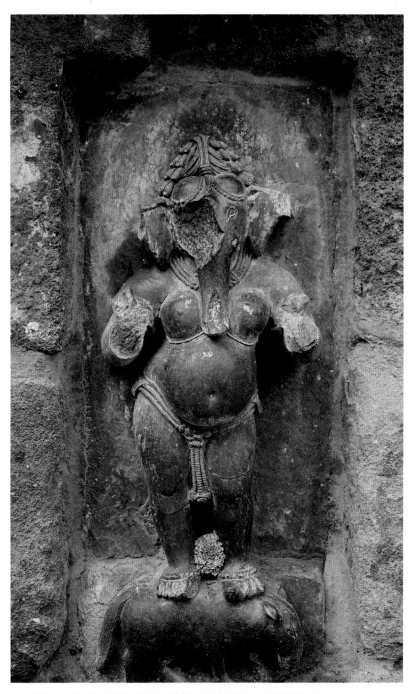

38　象头女／噶伽娜娜／玛坦奇／希塔拉·婆娜雅奇
(Ganeshani/Gajanana/Matangi/Shitala Vainayaki)，一象面二臂，虽
然具有女神特征，但作为象头神，她仍然具有阳性象头神并不美
观的大肚子。象头神，或者称伽妮沙，原本是湿婆大神的儿子，
那么伽妮沙妮就是伽妮沙的阴性特征，不同于伽妮沙骑乘的是老
鼠，阴性象头女神的骑乘是驴。

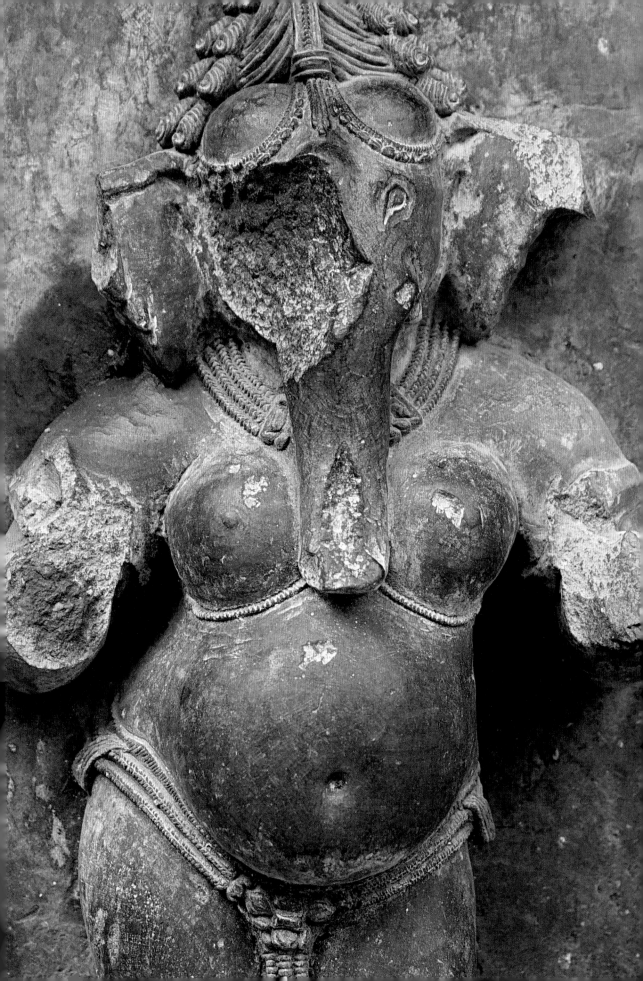

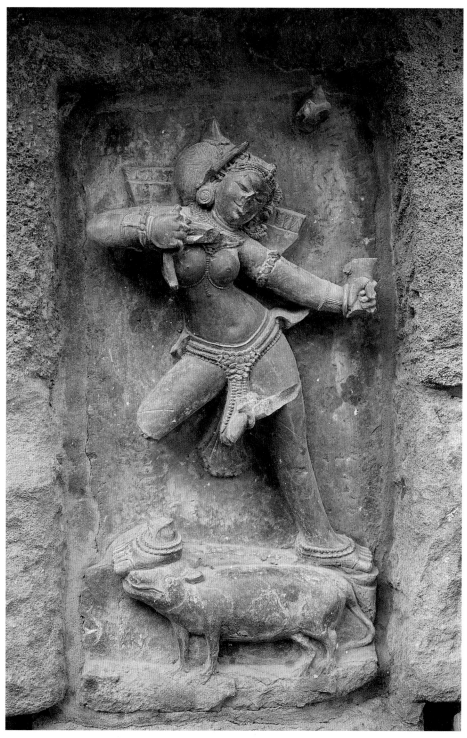

39 宾达雅巴利妮（Bindhyabalini），一面二臂优美的女神，
无论面部还是姿态，女神看上去都非常优雅。虽然右腿残缺一部
分，但整个造像基本完整。女神双手持弓射箭，立于老鼠背上。

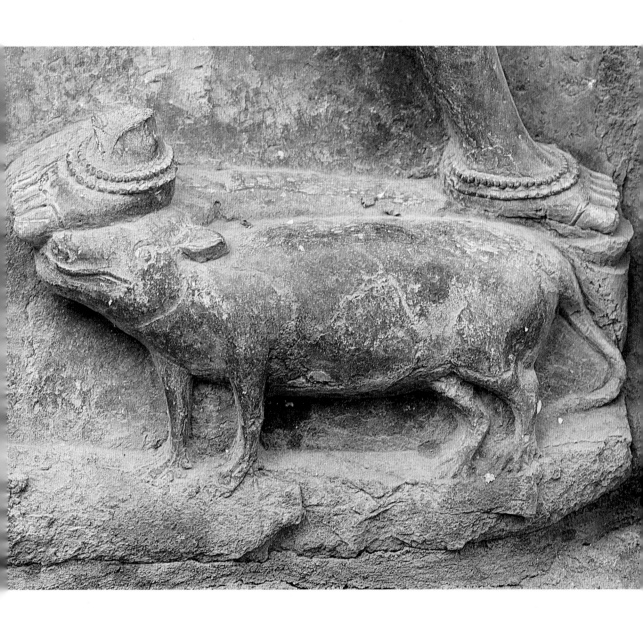

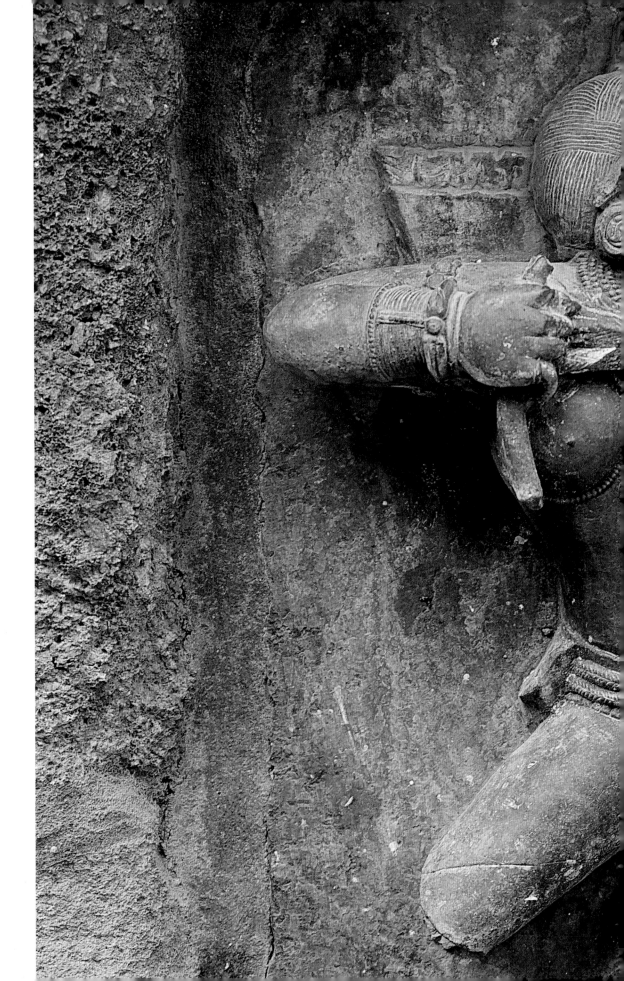

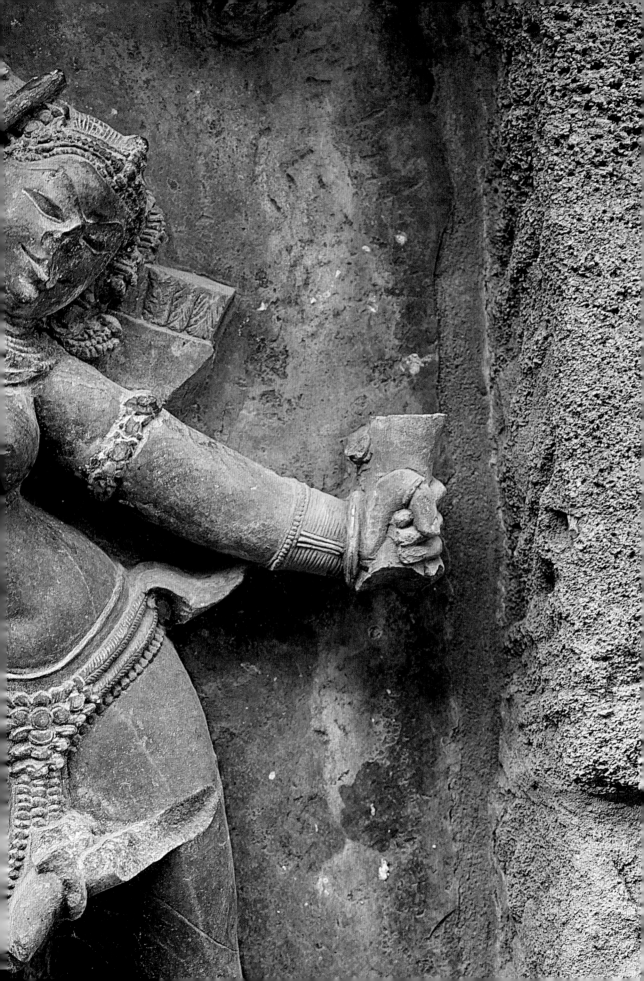

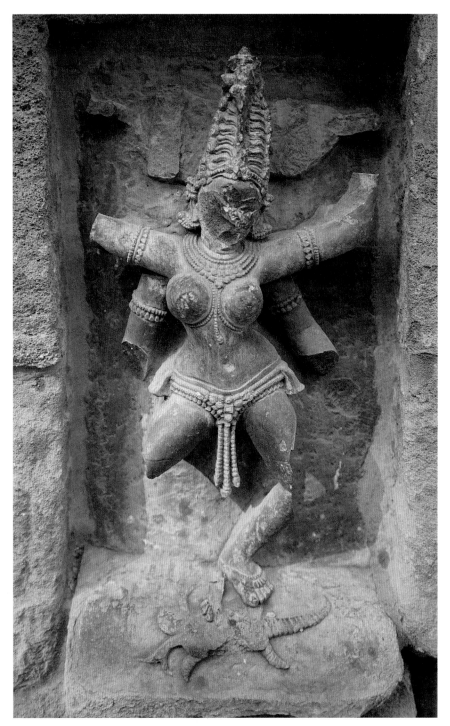

40 阿巴耶／贝拉·库玛利（Abhaya/Veera Kumari），一面四臂（面、臂残），发髻高耸，舞立于一只蝎子上。库玛可译为童子，是阳性词。库玛利则可译为处女，是这个词的阴性变化。处女神（库玛利女神）崇拜在尼泊尔非常盛行。

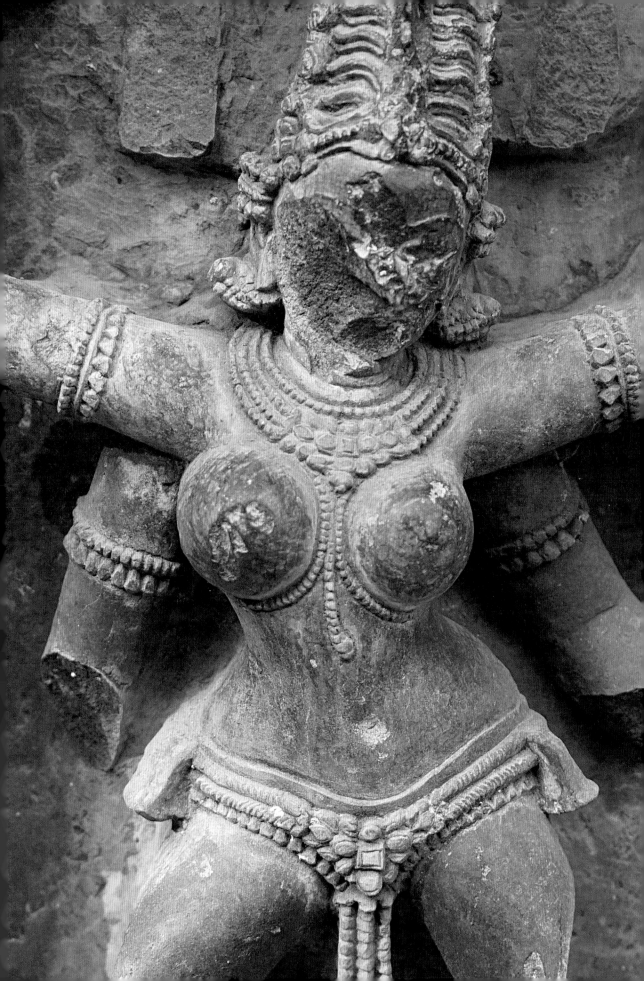

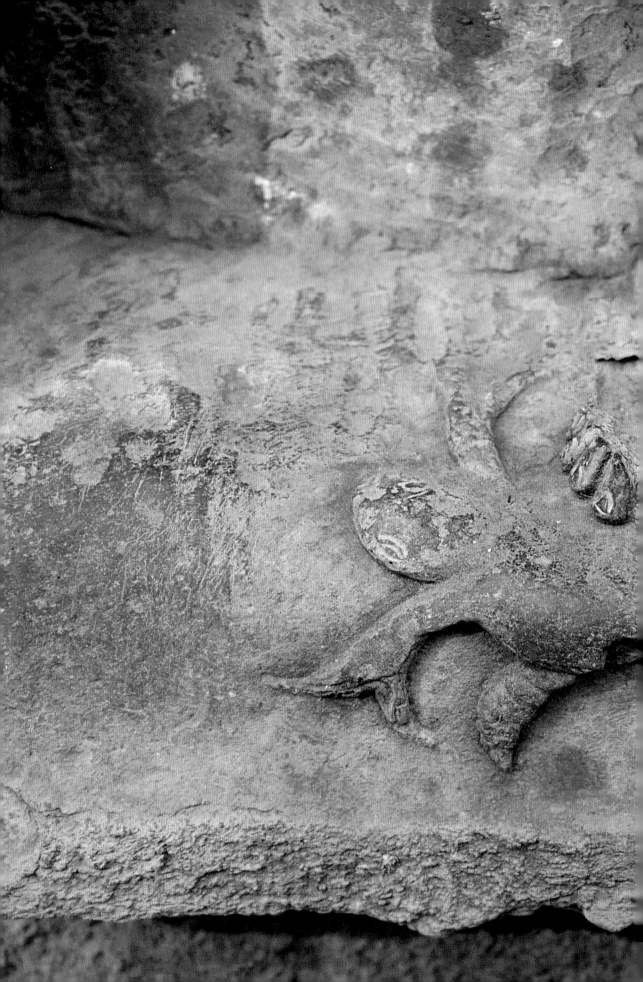

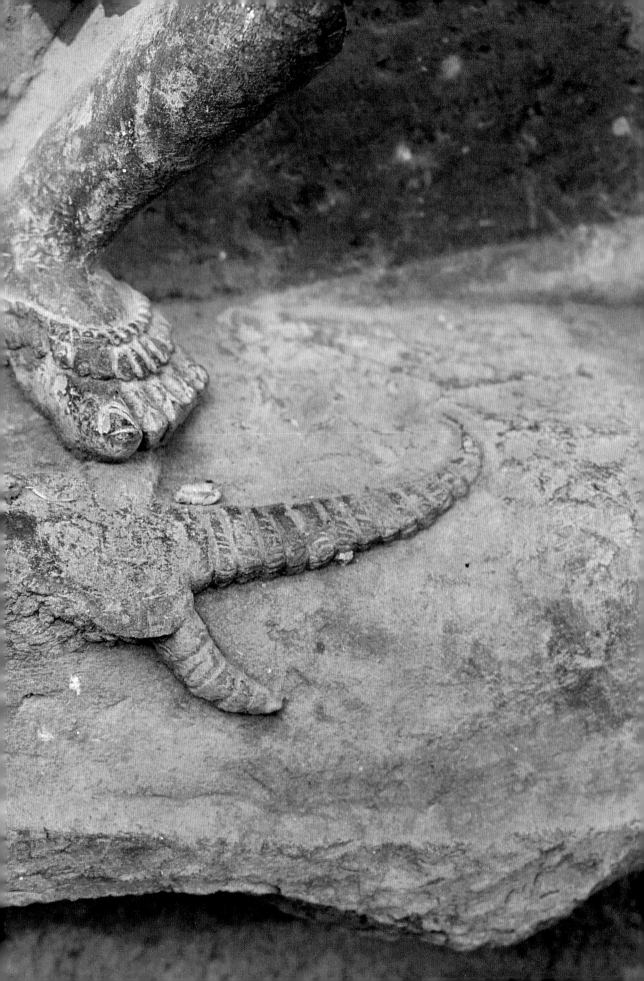

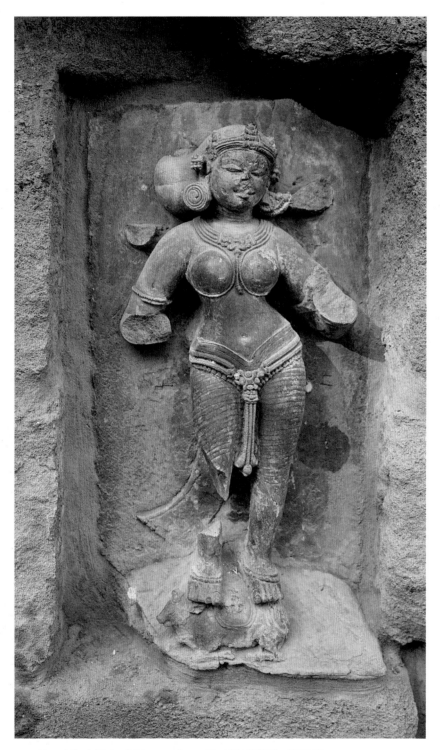

41　大自在天女（Maheswari），一面二臂（臂残）、面目慈
祥。下系丝裙，立于牛背上。大自在天（阳性词）是湿婆的另一
称号，牛正是湿婆力量的象征。

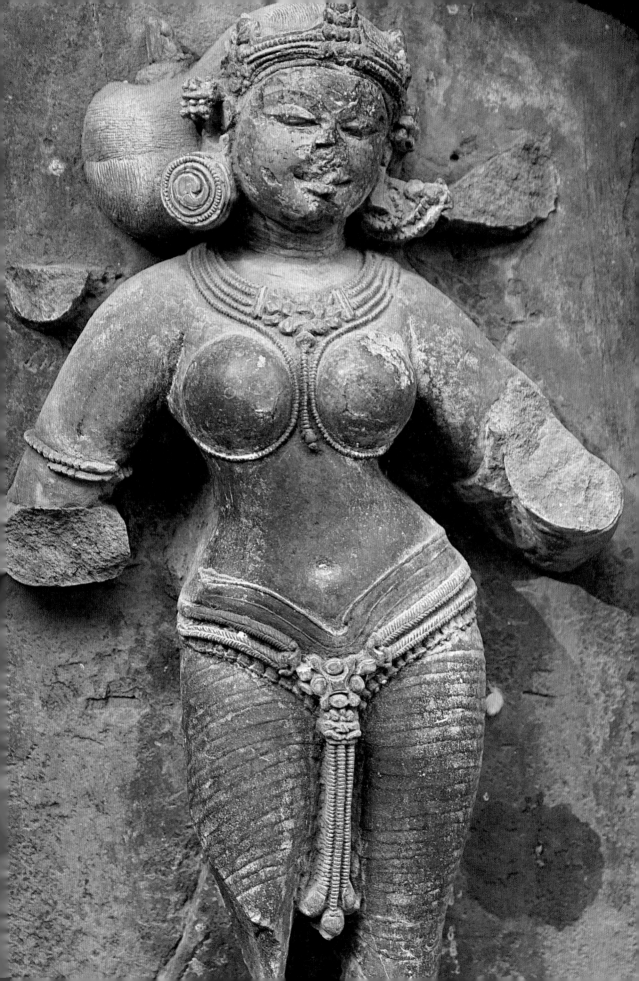

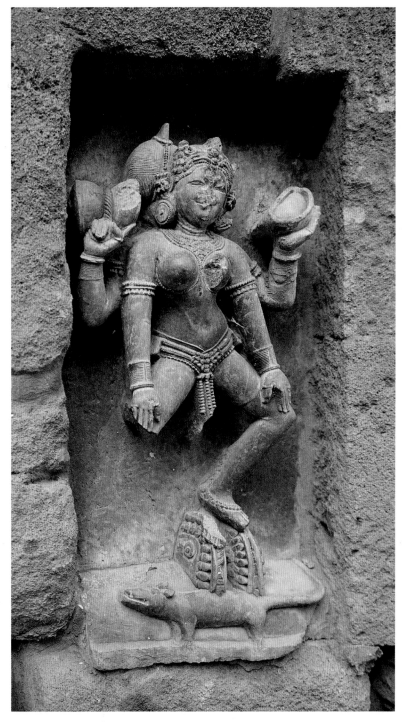

42 阿姆比伽/卡玛克希 (Ambika/Kamakshi)，一面四臂，体态优美，遗憾的是右腿稍残。四臂中有两臂抚膝，另左手托颅器、右手举双面鼓。她的骑乘是两只轮子，轮下是一只鼠鼬。女神屈膝立于轮上。阿姆比伽是古老的母亲神，也被耆那教尊为大神。

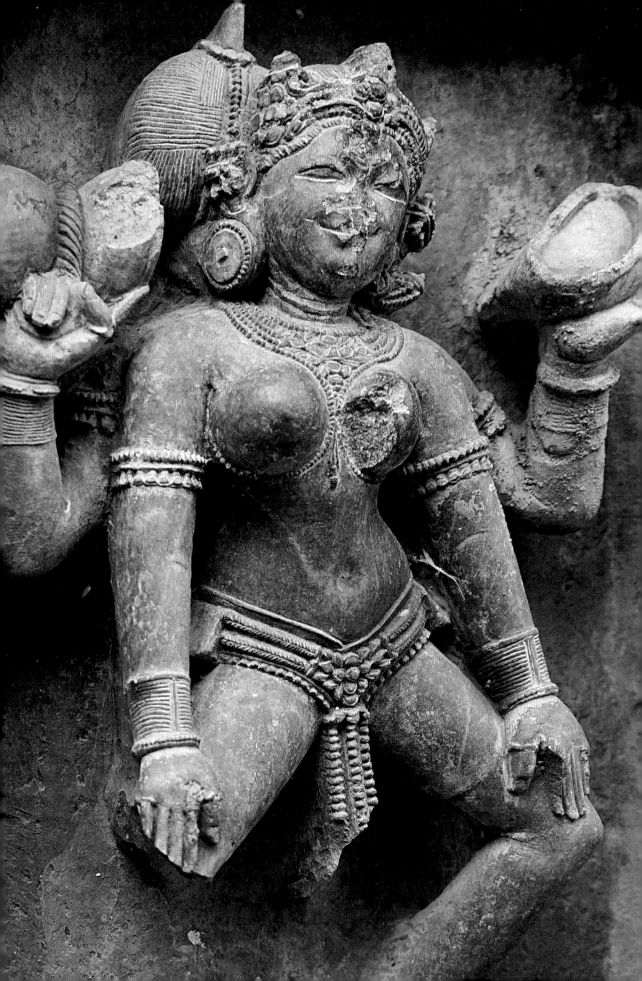

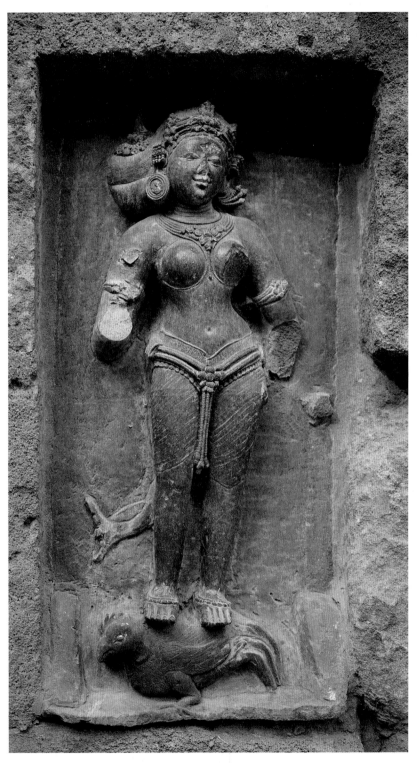

43 伽玛雅妮（Kamayani），一面二臂（残）优美的女神。
Kama的意思是"欲"，象征欲的女神立于一只鸡上。

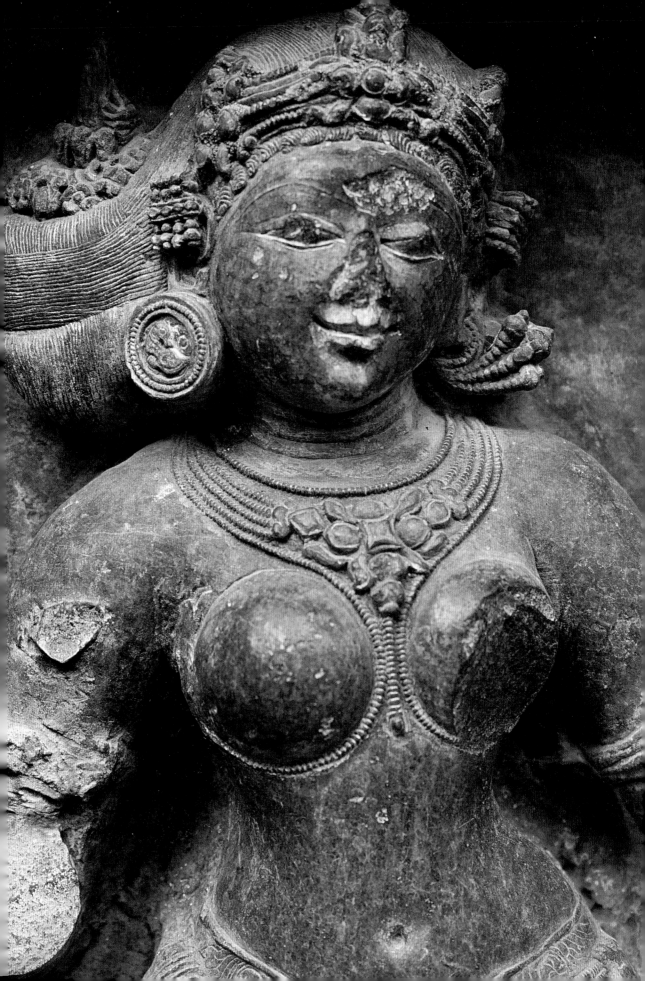

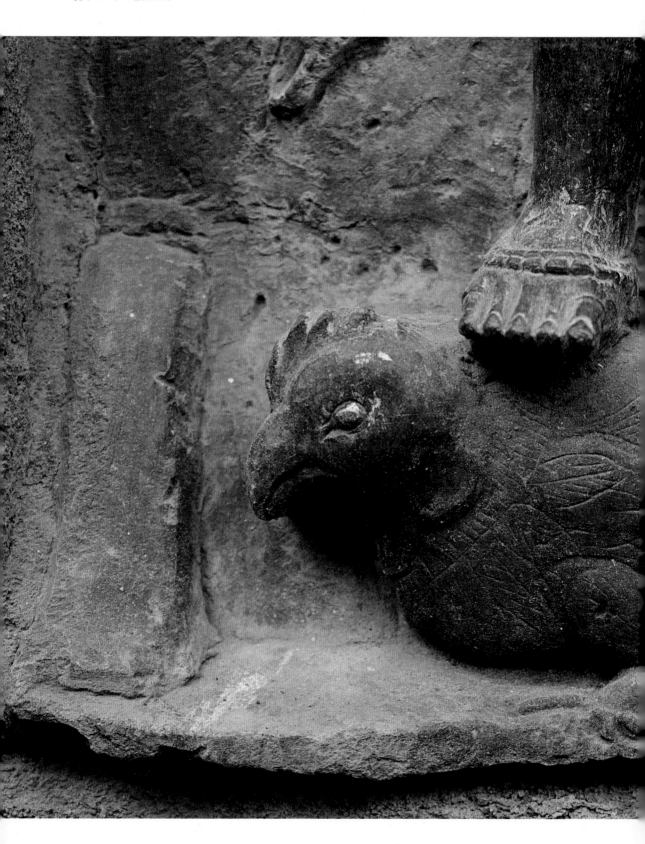

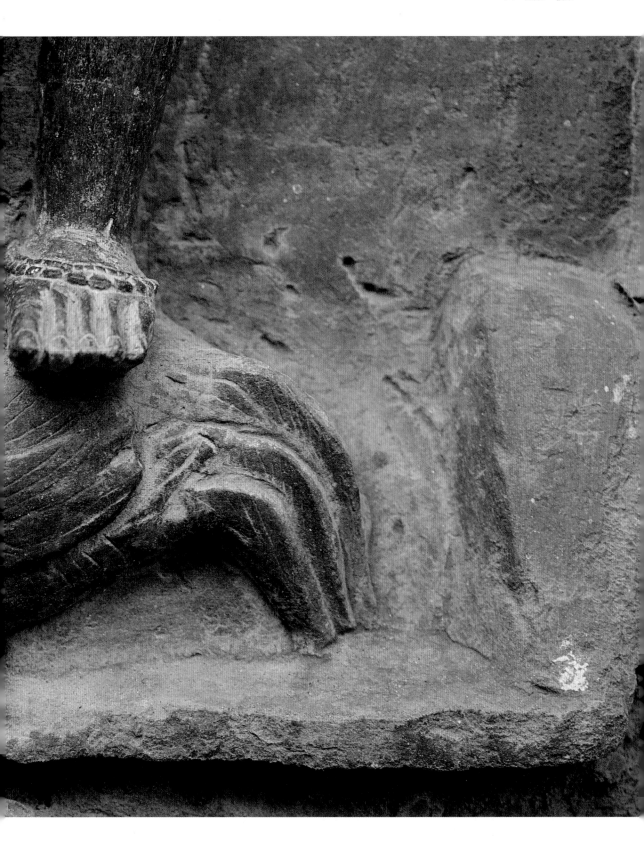

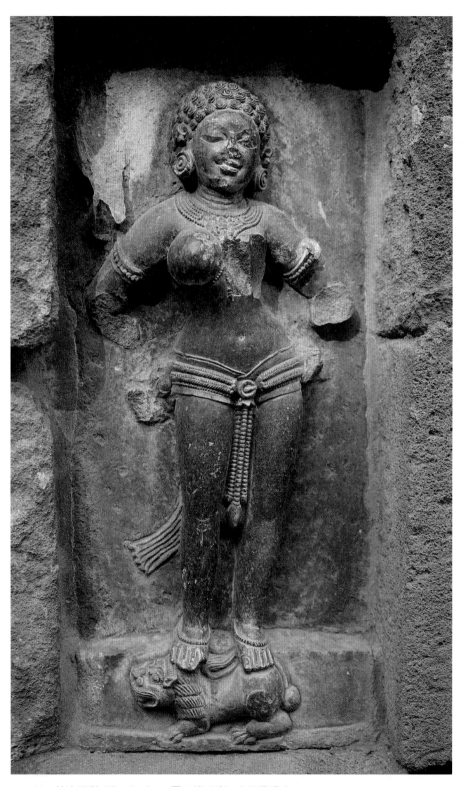

44　甘达巴利（Ghatabari），一面二臂（残），立于狮背上。

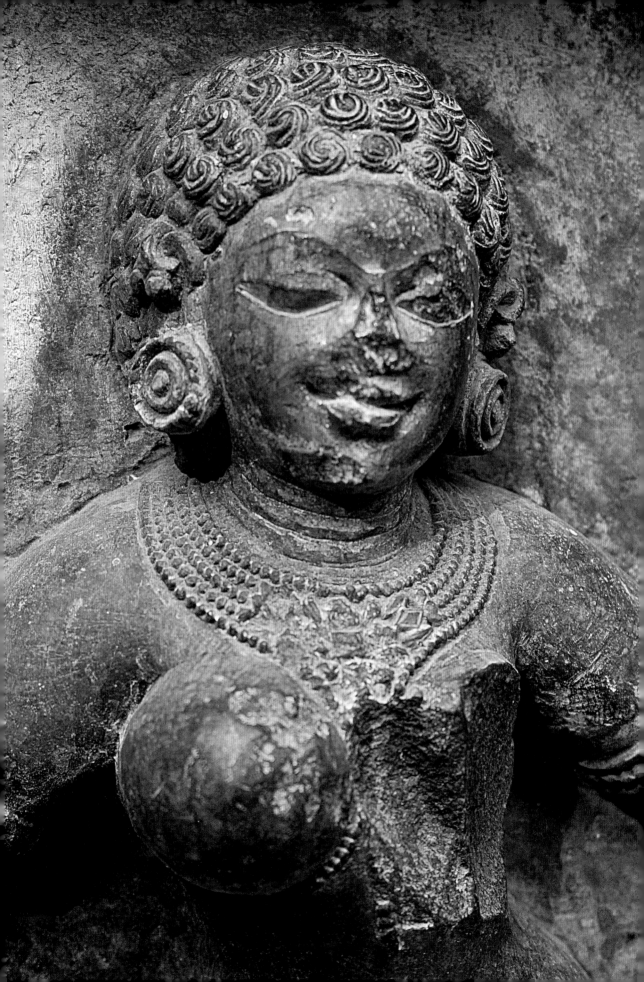

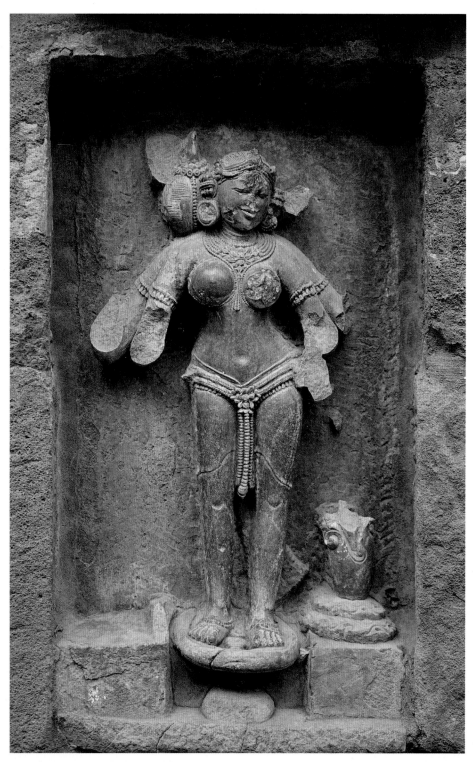

45 斯图悌 (Stutee),一面四臂,立于制作咖喱的锅 (Haladi
Kathua) 上,同时在女神左侧有一个花雕残像。

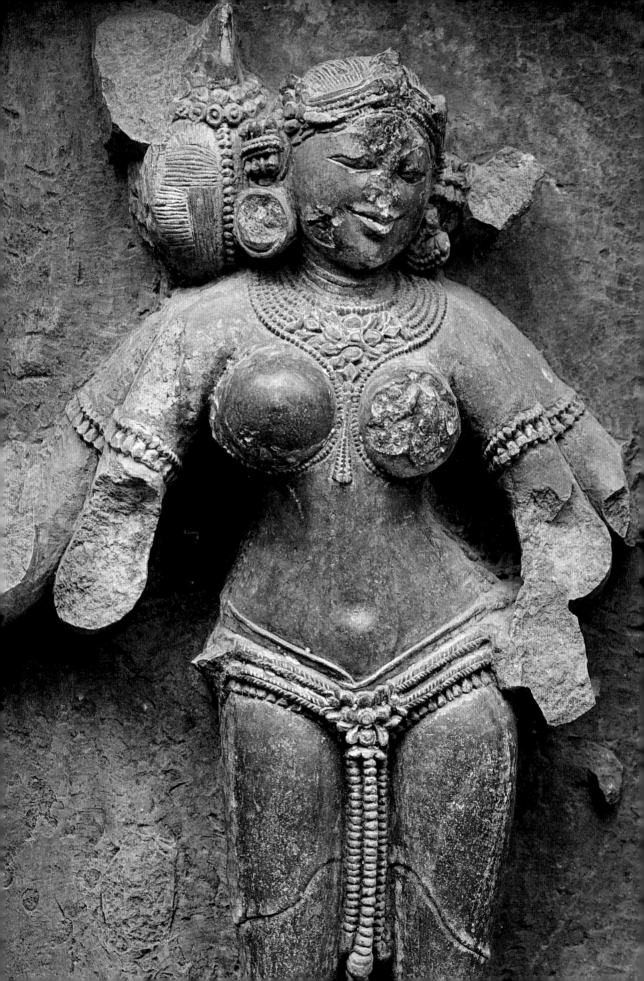

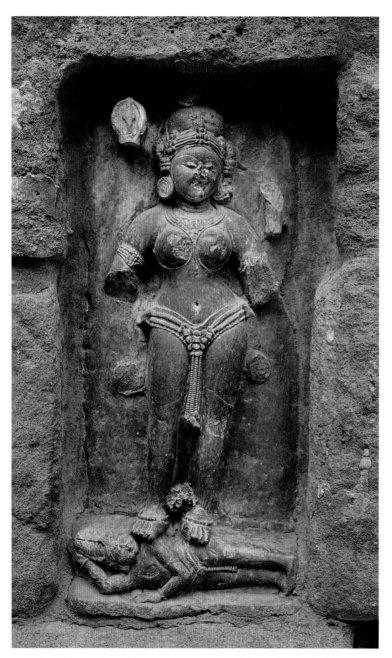

46 伽利（Kali），一面二臂（臂残），立于侧卧的人体上，右手（已残）持顶端有三股齿的杵。下卧人像，面有第三只眼加上持杵的特征，从而可以判断表现的是湿婆。伽利女神是湿婆之妻美丽的帕尔瓦蒂的怒相身。这个造像表现的是湿婆睡去，万物没有了光明。伽利女神站在他身上，用力量促使他醒来。通常这个时候的伽利非常凶恶，身体赤裸，头发披散，但这里表现的伽利女神仍然甜美。可能是工匠出于整体造像的考虑，或9世纪的时候，伽利女神在让湿婆醒来的场景中，还没有变丑。

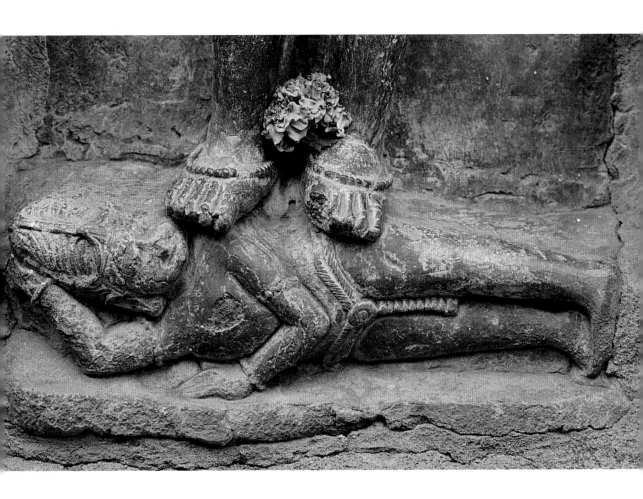

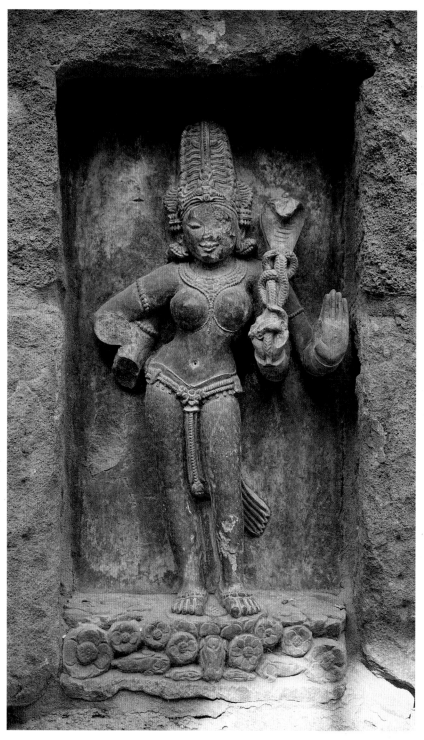

47　乌玛（Uma），一面四臂，发髻高耸。幸运的是左两手保存
完整。左一手施无畏印，左二手持蛇杖。她的骑乘是莲花。乌玛是
湿婆为大自在天身形的配偶，手持的蛇杖正是湿婆的标识物。

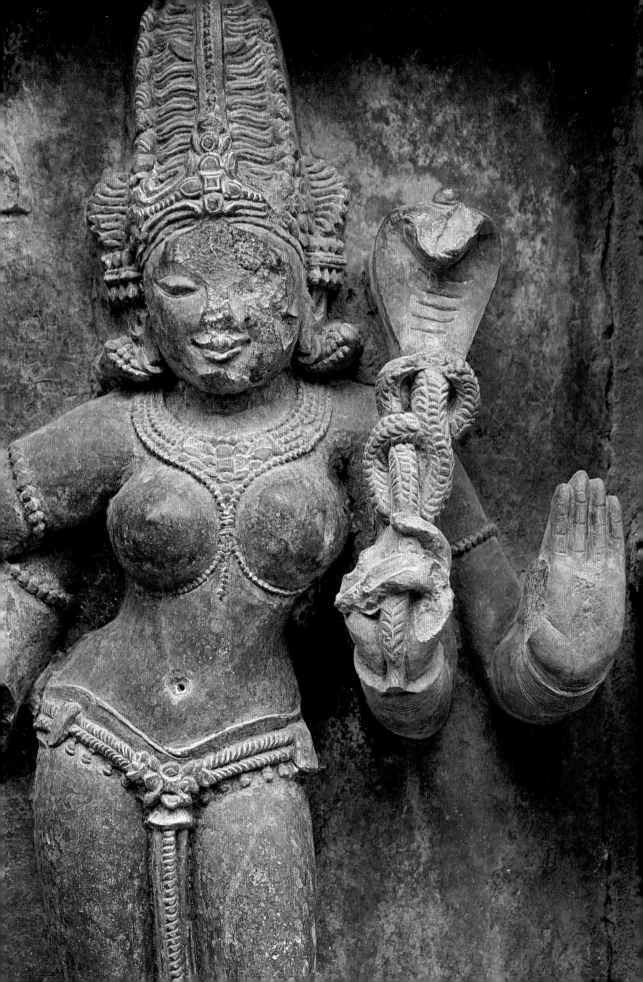

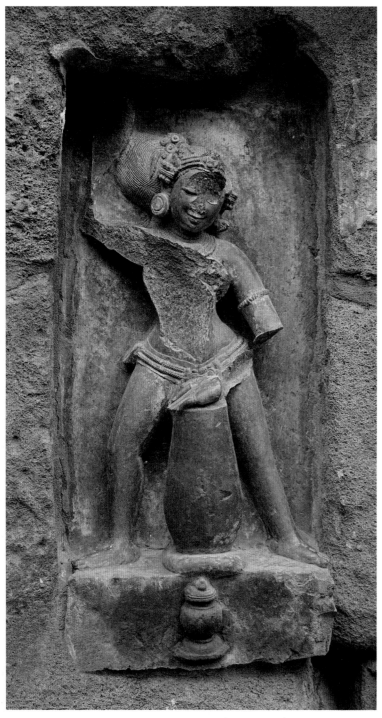

48 娜拉衍妮（Narayani），一面二臂，左手放在酒桶（Madya
Bhanda）上，右手高举宝剑（已残），像座上有一个有盖的陶罐。
那拉衍（Narayana）是毗湿奴的一个称号，娜拉衍妮是那拉衍的
阴性特征。

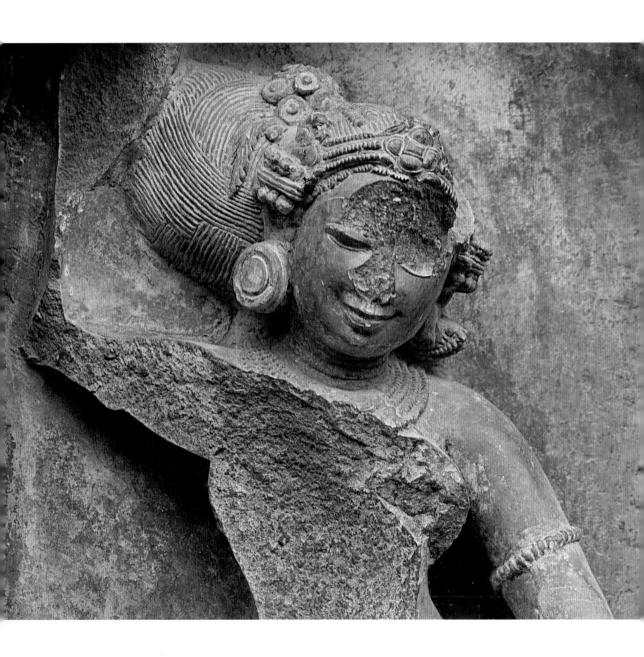

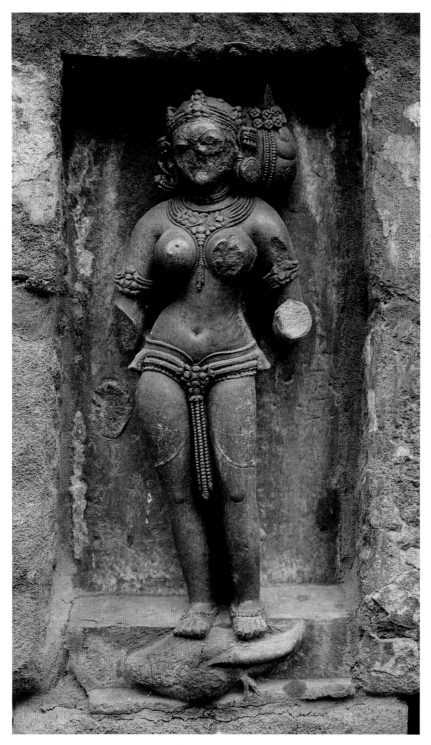

49 萨姆德拉 (Samudra)，一面二臂 (臂残)，虽然面部残损
大部，但仍可以看出造像非常优美，坚硬的石头幻化出一种女性
肌肤的光泽与弹性。女神立于海螺之上。

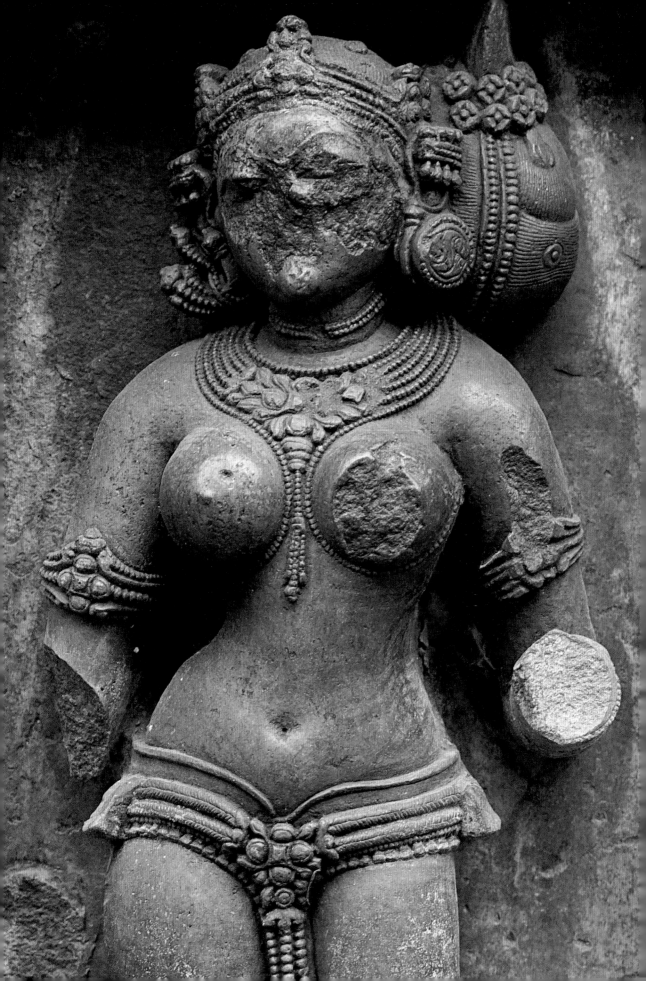

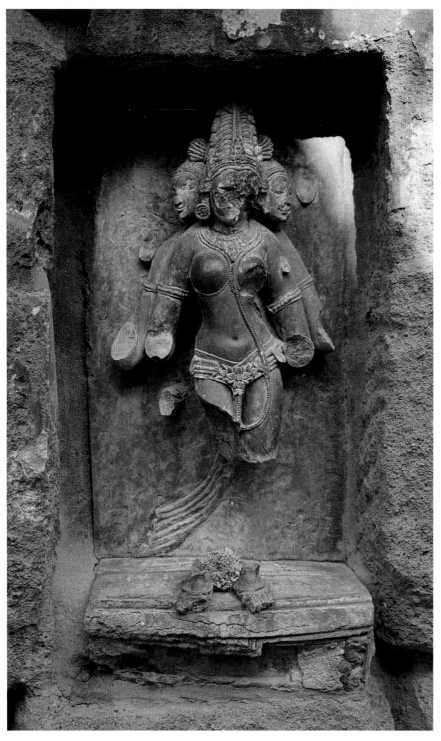

50 梵天女（Brahmani），三面四臂，立于书本之上。阳性的
梵天也是三面四臂，这个具有女性身形的梵天女，是梵天阴性特
征的表现。

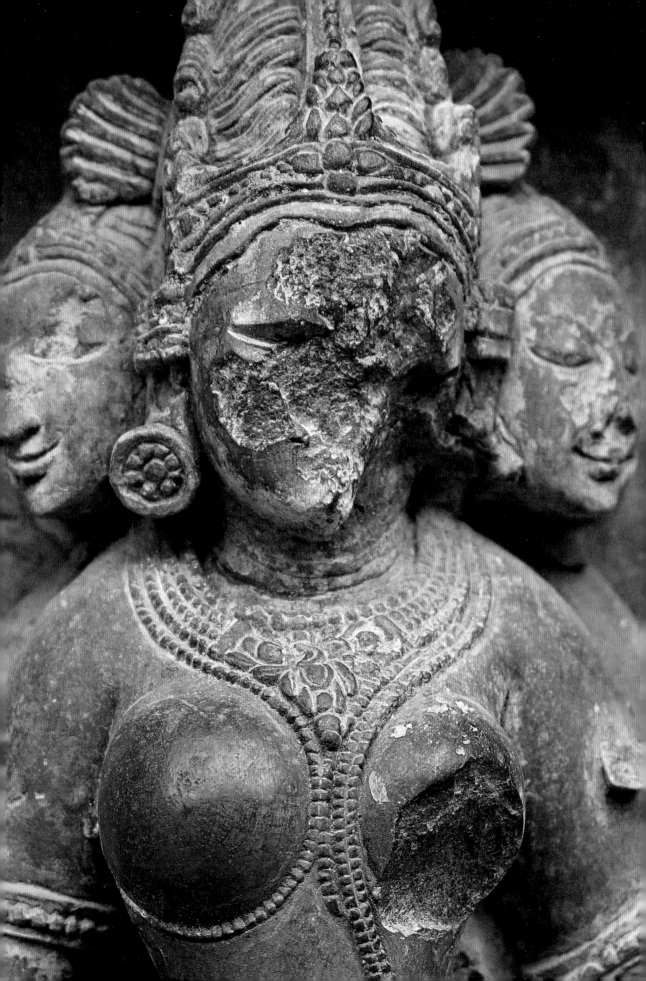

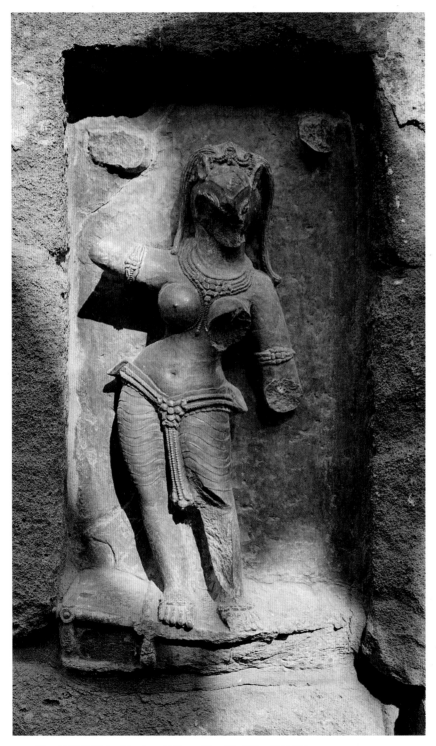

51　结瓦拉姆奇（Jwalamukhi），一面二臂（面、臂均残），
通过残余部分，可以判断是一个兽面，头上竖有两耳。发式比较
特别，有两绺长发在脸庞两侧。站在有八条腿的矮榻上。

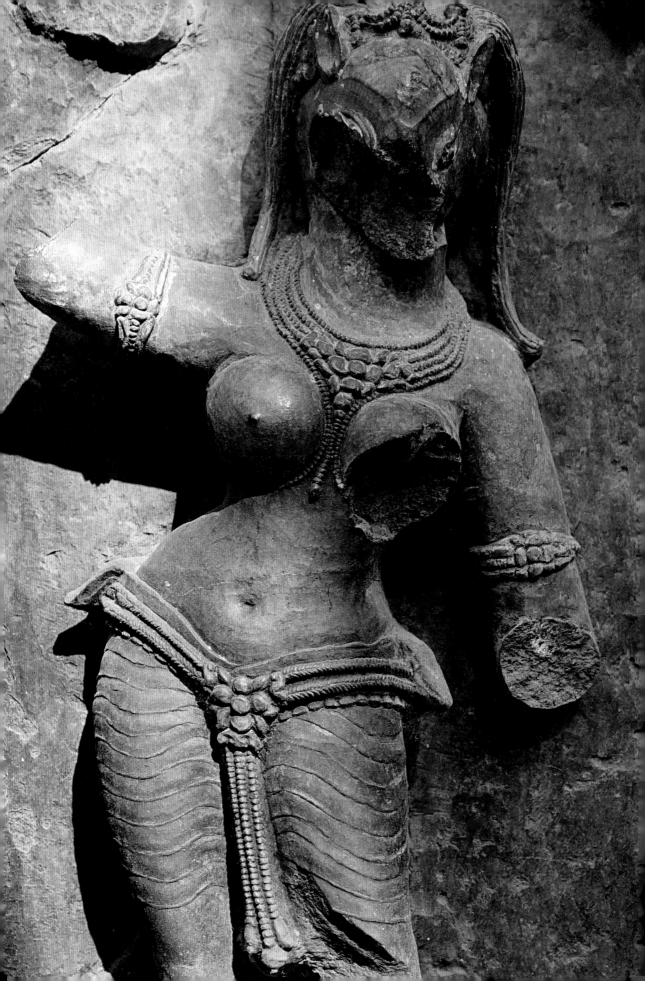

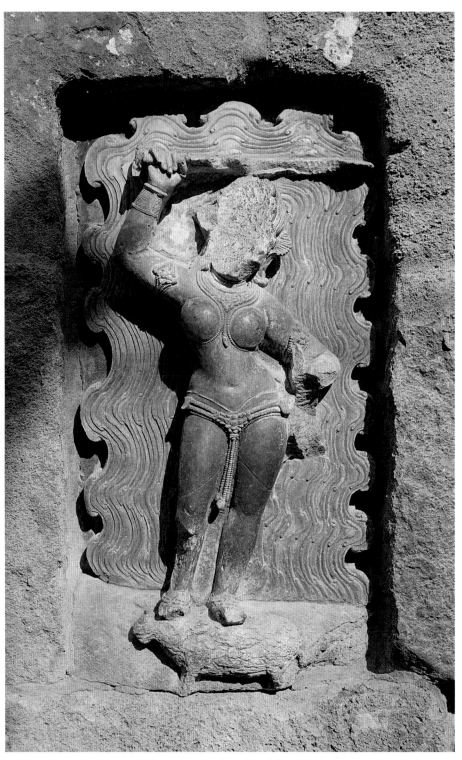

52　火天女（Agneyi），一面二臂（面、一臂残），右手举剑过头，左手应抚腰间，身后是火焰纹，女神立于公羊（Mesha）上。

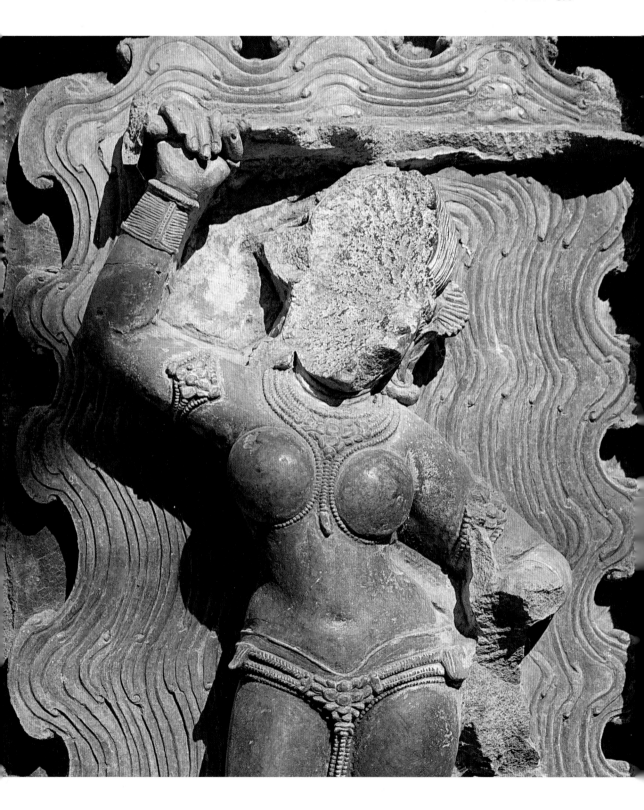

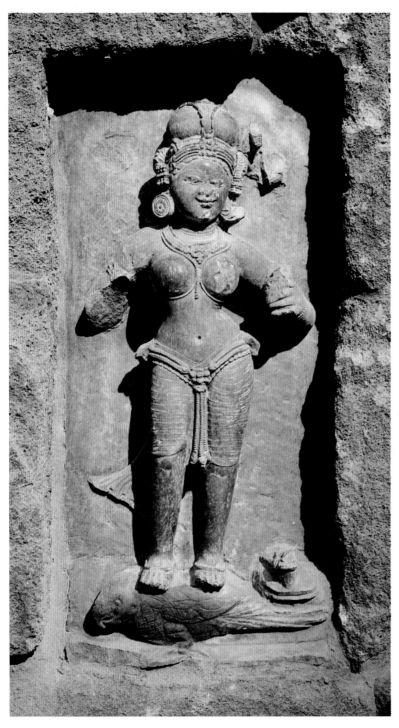

　　53　阿㤖蒂（Aditi），一面二臂（右臂残），面如满月，下系丝裙，立于巨大鹦鹉之上。满月面，是印度传统美学标准，佛教也借用了这一标准，但只有佛陀为满月面，佛母、菩萨等为芝麻面、蛋形面。

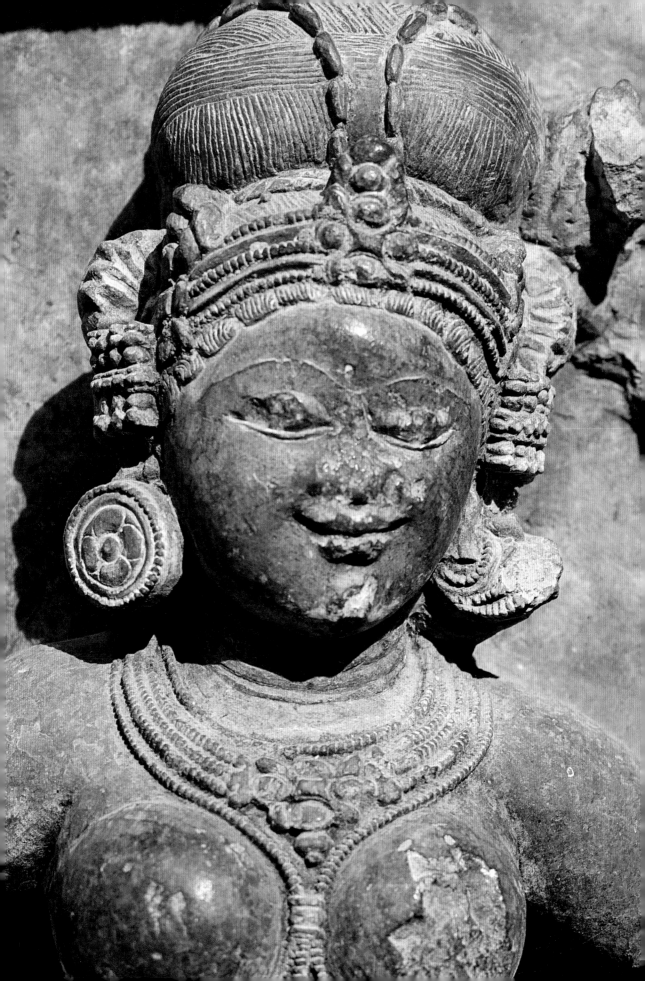

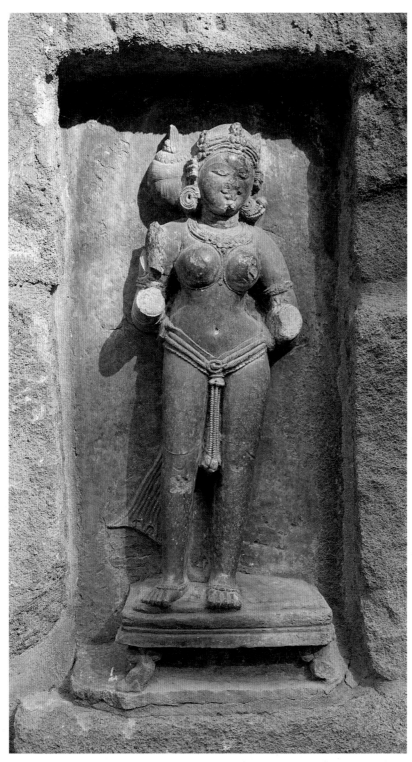

54 钱德拉坎蒂（Chandrakanti），一面二臂（臂残），端立于四腿小床上。

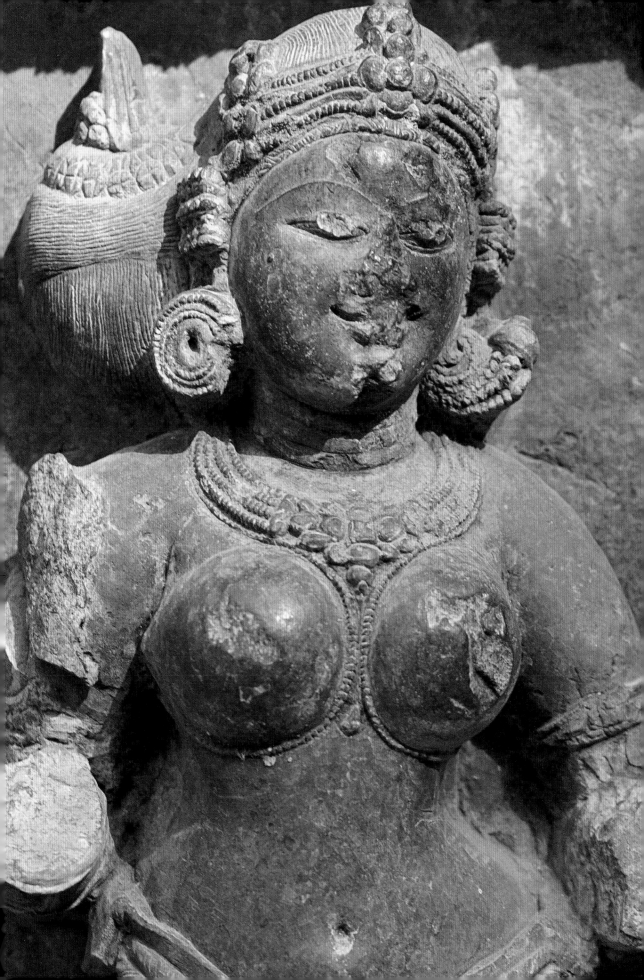

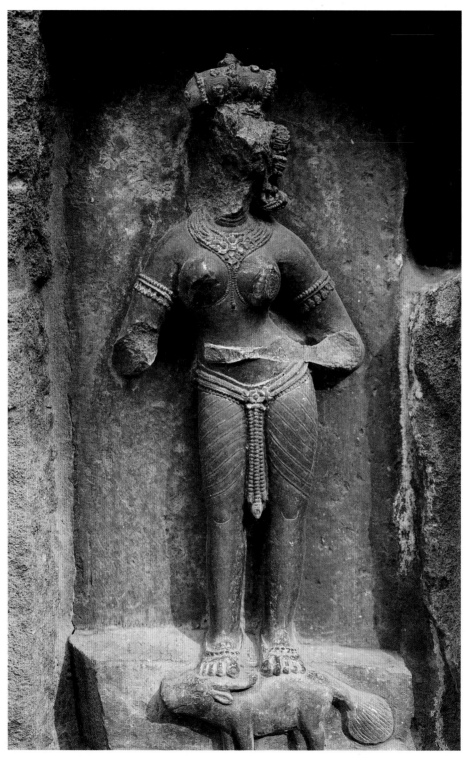

55 婆俞白噶（Vayubega），一面二臂（面、臂均残），发式非
常优美，她的骑乘是母牦牛。

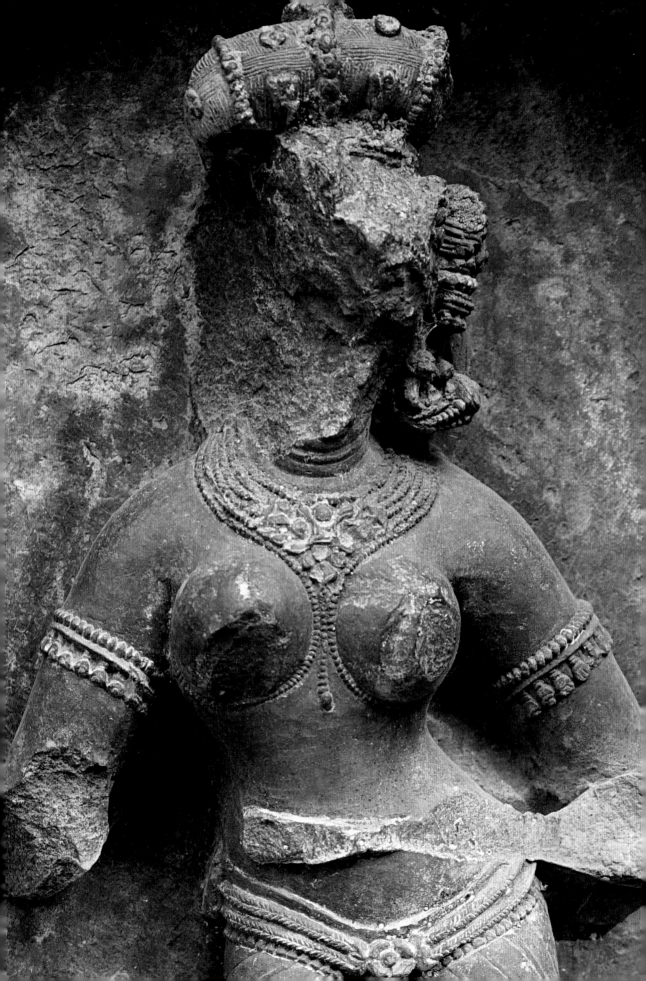

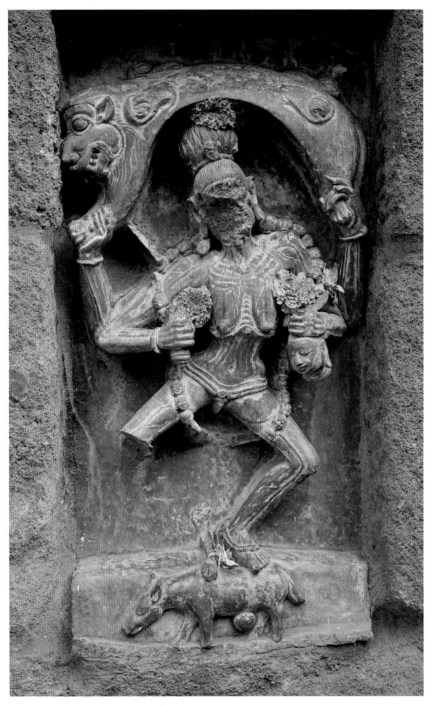

　　56　乔蒙达（Chamunda），一面四臂、瘦恶相。她的身体如同骷髅，干瘪的乳房像口袋一样垂在胸前，发髻高耸，身披骷髅链。四臂中有两臂高举狮子皮，另左手提一刚刚割下的人头，右手持宝剑。她的骑乘是一头雄鹿。从造像上看，雄鹿身体下面有一个圆球状物，在此表示麝香。

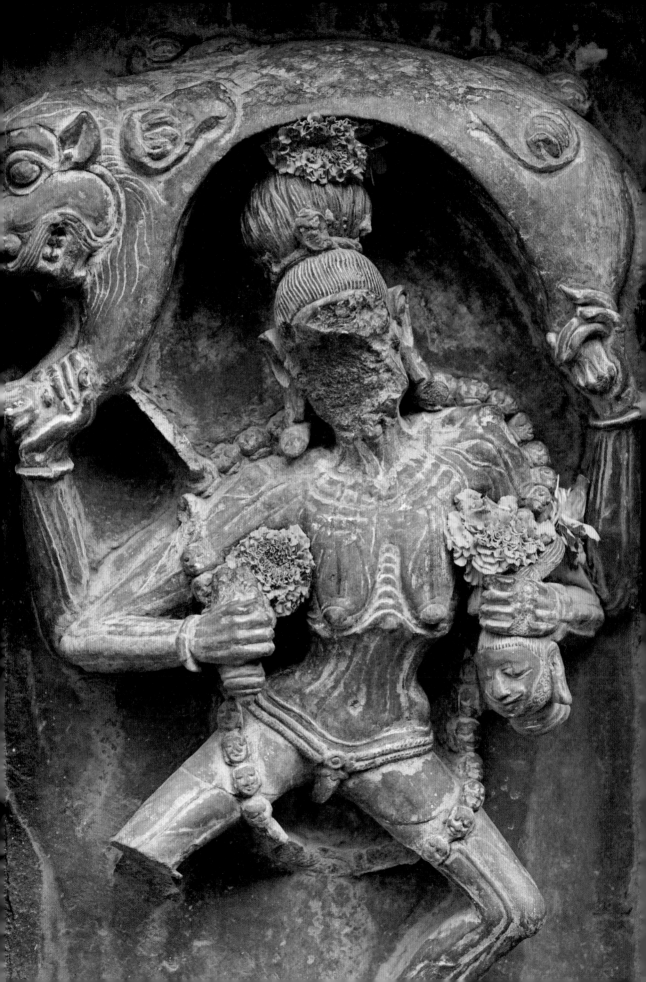

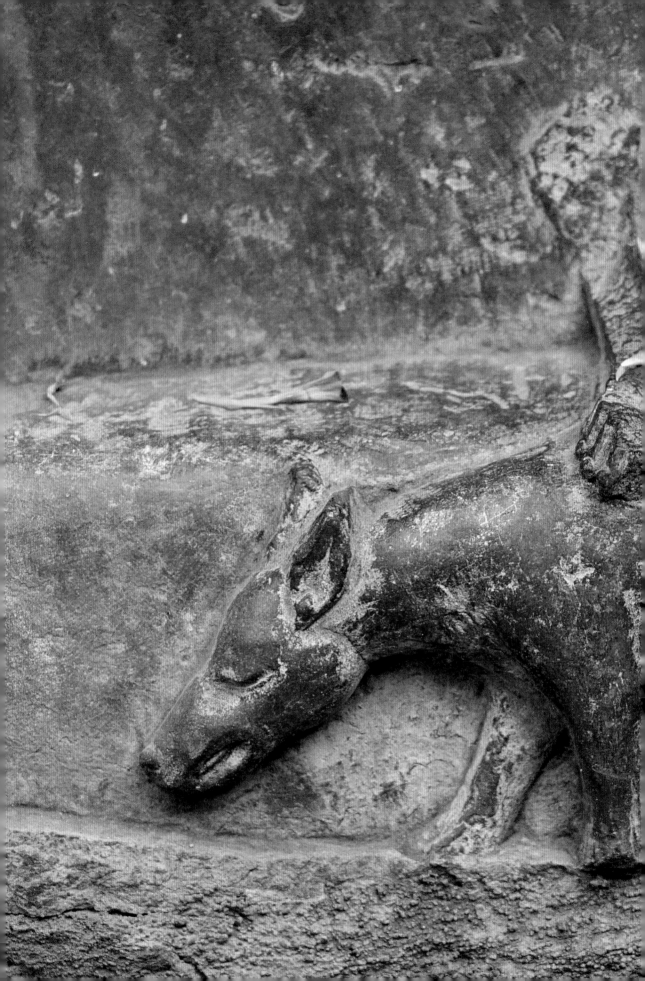

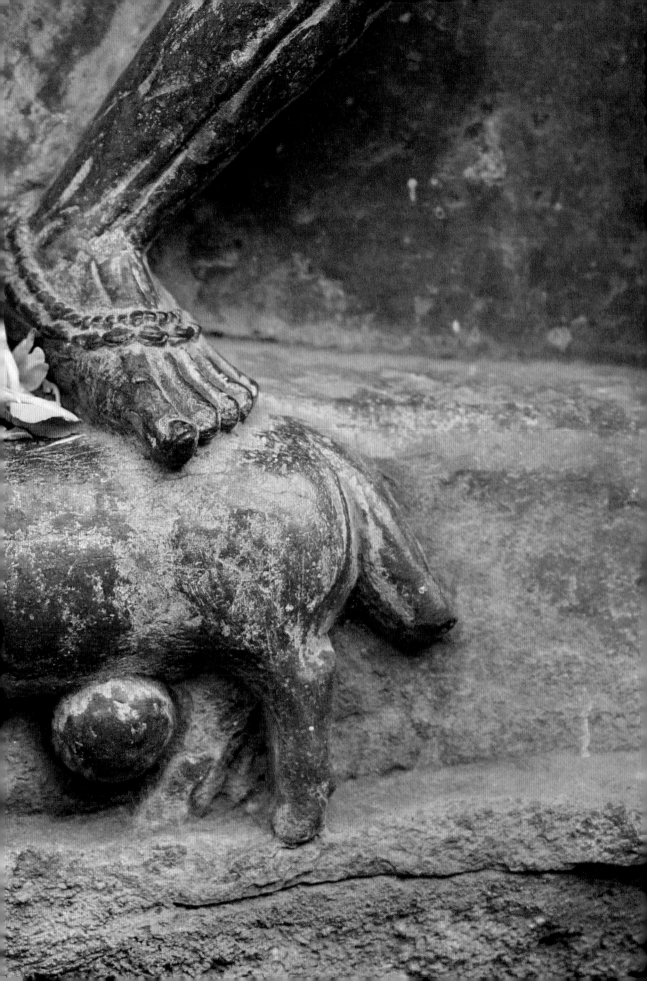

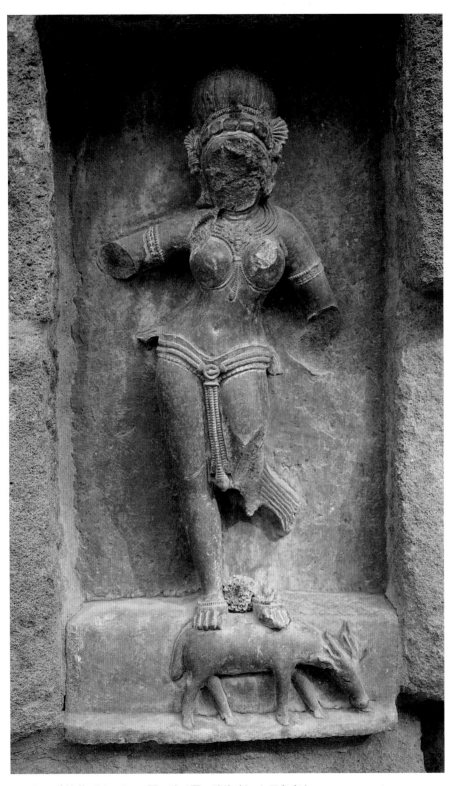

57 穆拉蒂 (Murati)，一面二臂（面、臂均残），立于角鹿上。

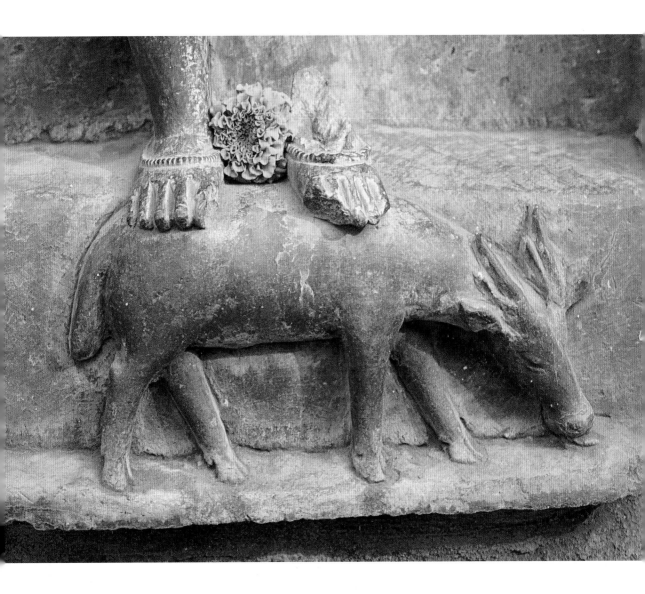

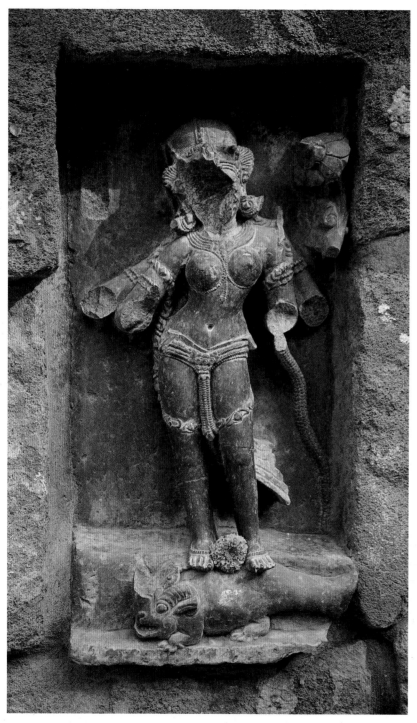

58 恒河女神（Ganga），一面四臂（面、臂均残），左一手握盛开的莲花，另左手提蛇索，立于摩羯上。恒河女神与雅穆娜河女神是印度最流行礼拜的两位自然神，许多印度教石窟门两侧均刻画有这两位女神。

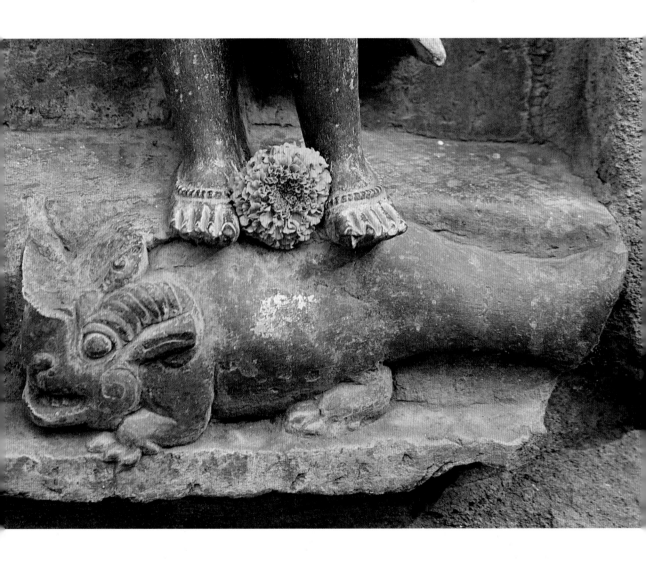

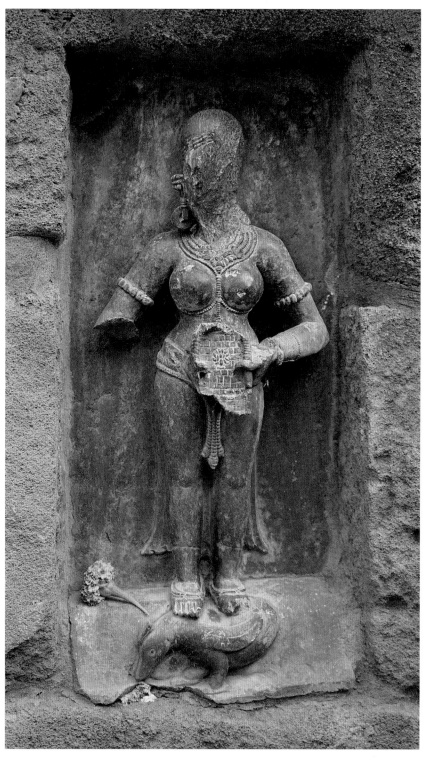

59 杜玛瓦蒂／塔利妮（Dhumavati／Tarini），一面二臂（面、
臂残），双手于腹前持一簸箕，端立于鸭子上。

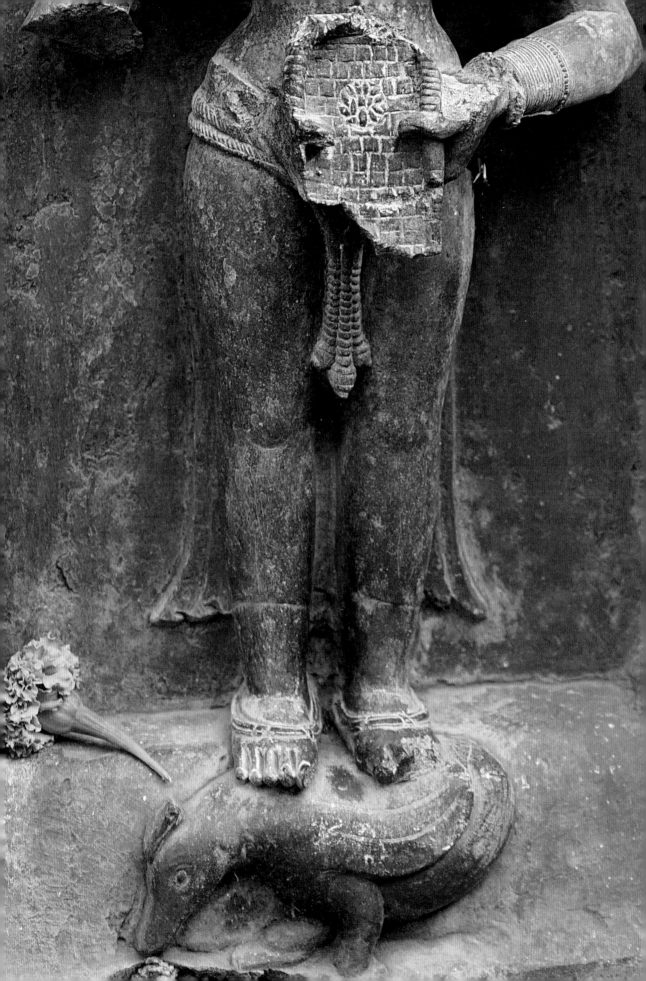

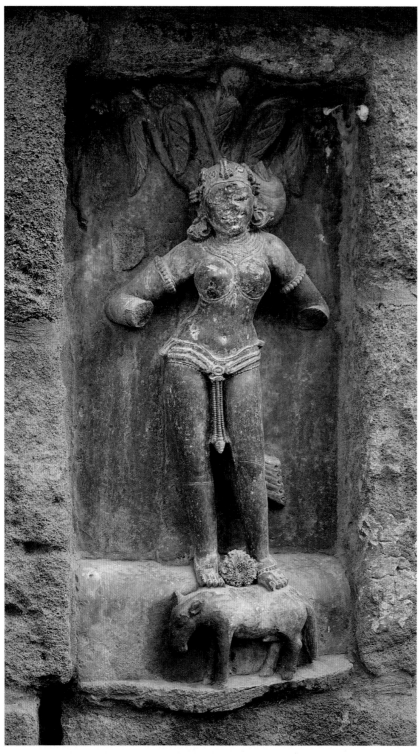

60　甘达利（Gandhari），一面二臂（臂残），立于一匹马上，
女神后面有一棵伽昙婆树（Kādamba，一种产于印度的乔木）。

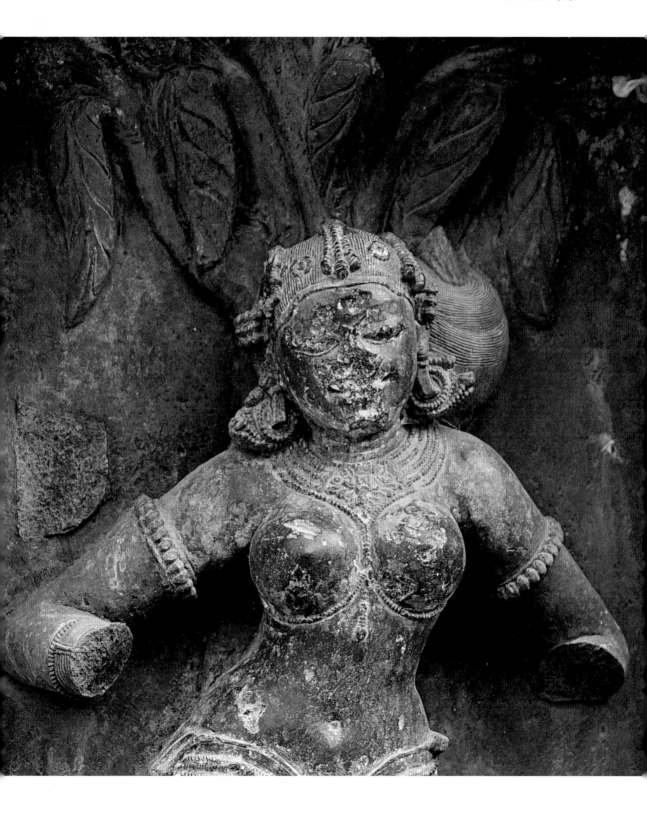

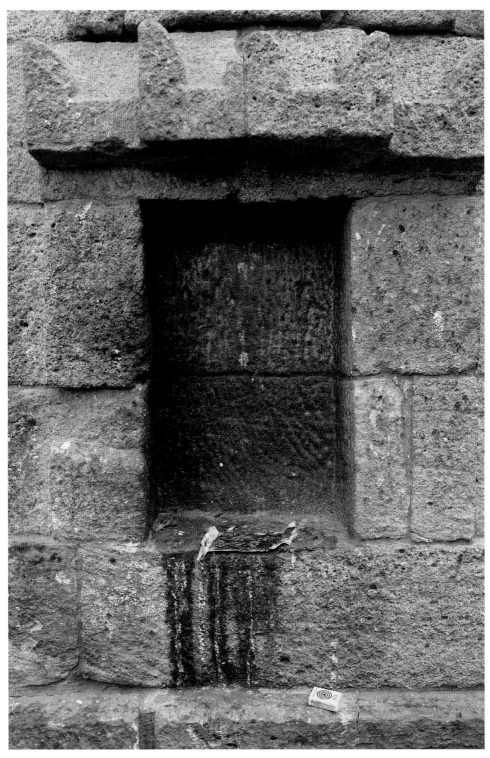

61 萨婆·曼伽拉 (Sarva Mangala), 此龛已经空了, 所写的瑜伽女名字只是推测。

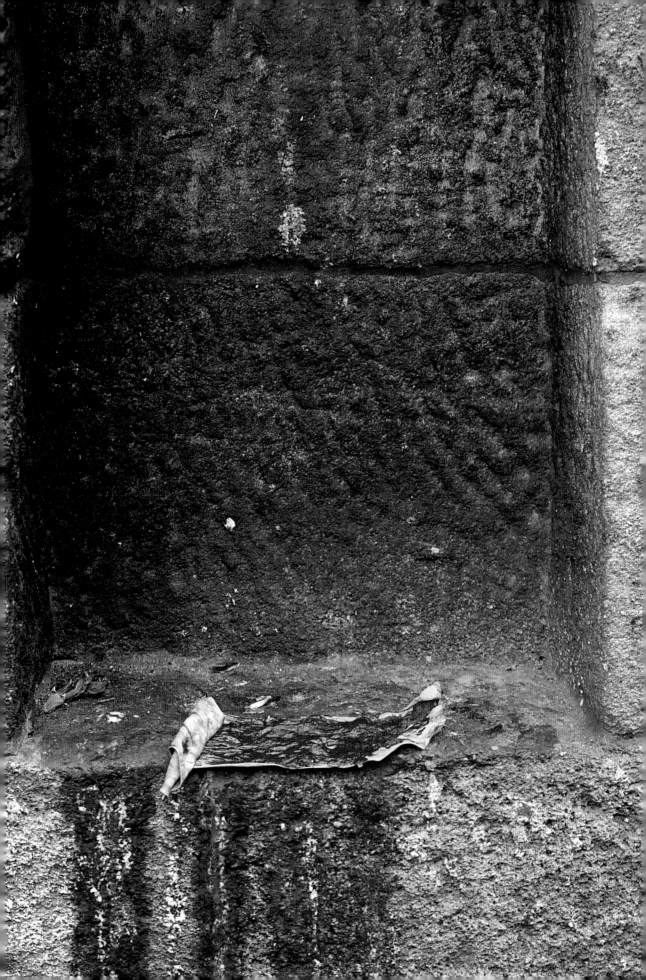

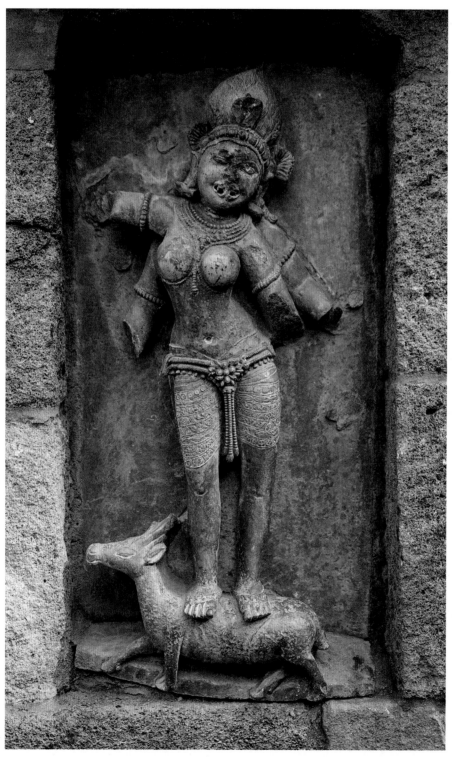

62　阿吉达（Ajita），一面四臂（臂残），恶面、獠牙外龇。头发如火焰，系发带是一条眼镜蛇，女神狂吼立于雄鹿上。

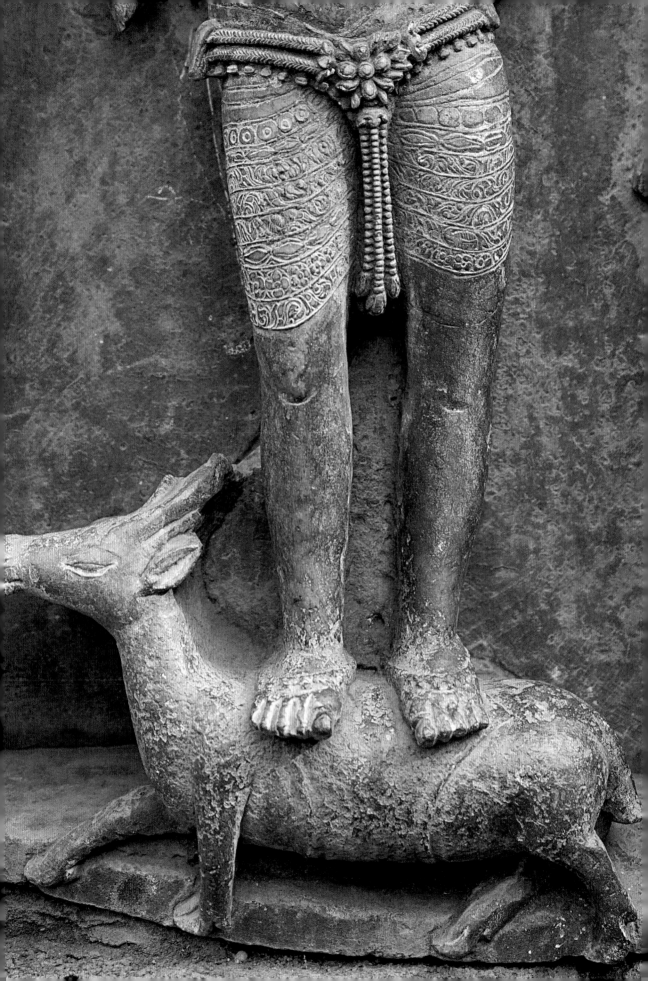

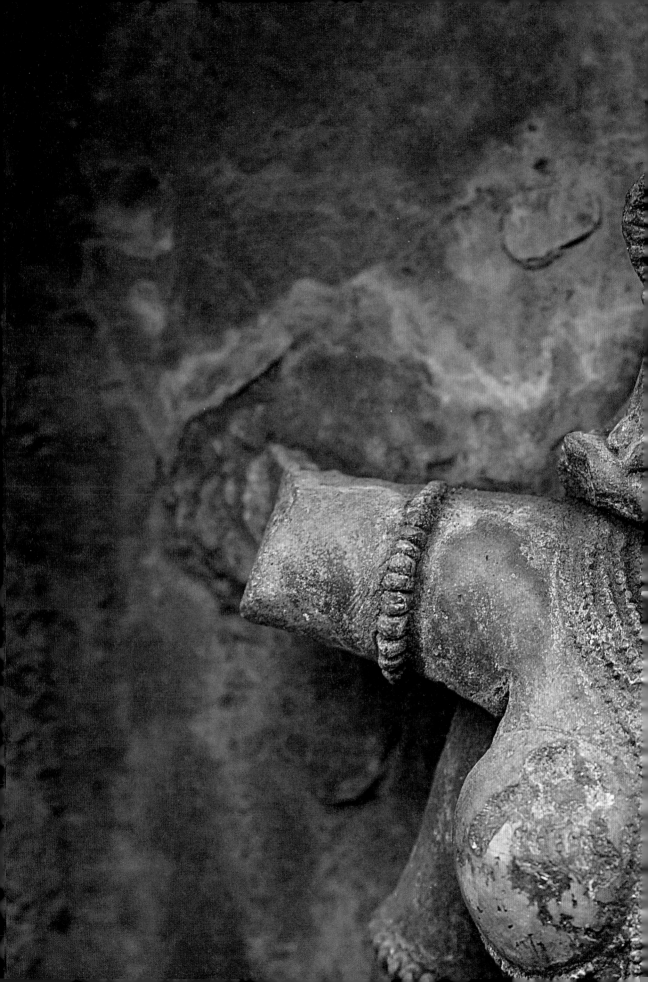

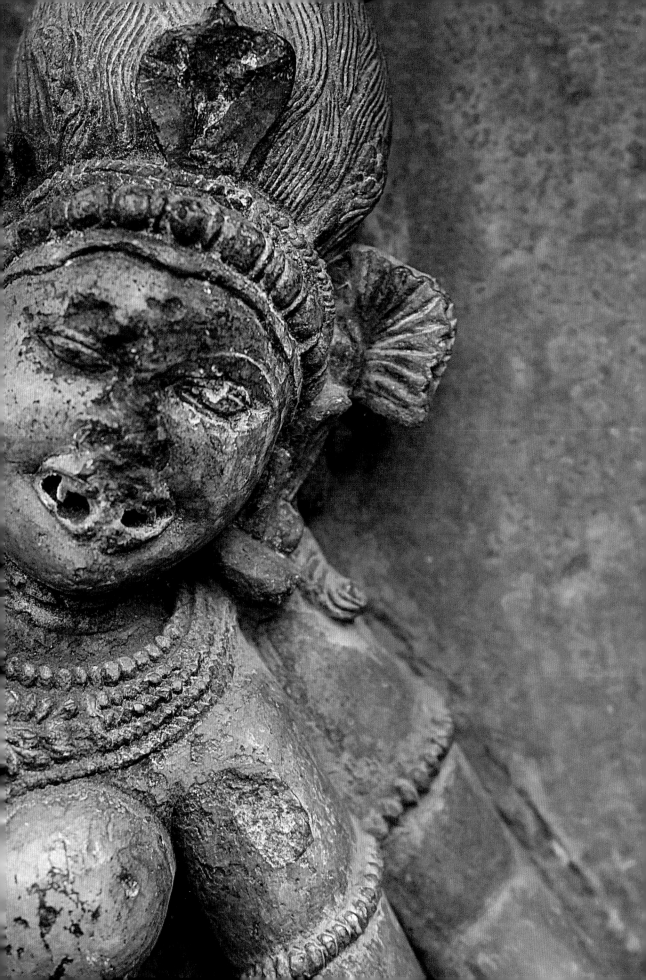

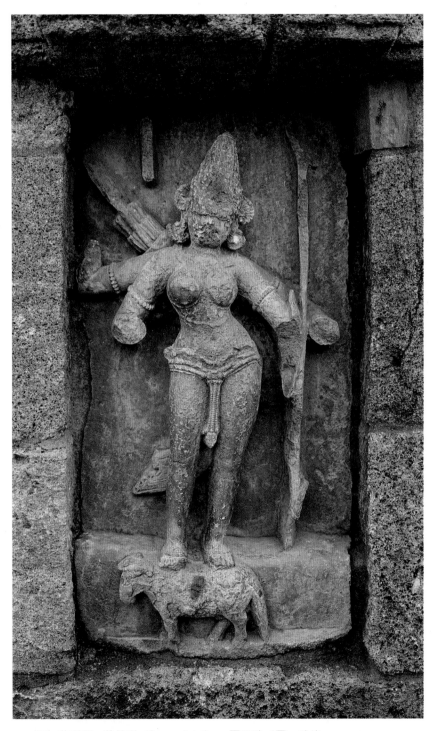

63　苏利耶·普特利（Surya Putri），一面四臂（面、臂均
残），左一手持大弓，身后背了一个大箭筒，立于一匹马上。苏利
耶是吠陀时代崇拜的主神——太阳神。苏利耶的骑乘是七匹马，
作为太阳神的阴性特征苏利耶·普特利的骑乘是一匹马。

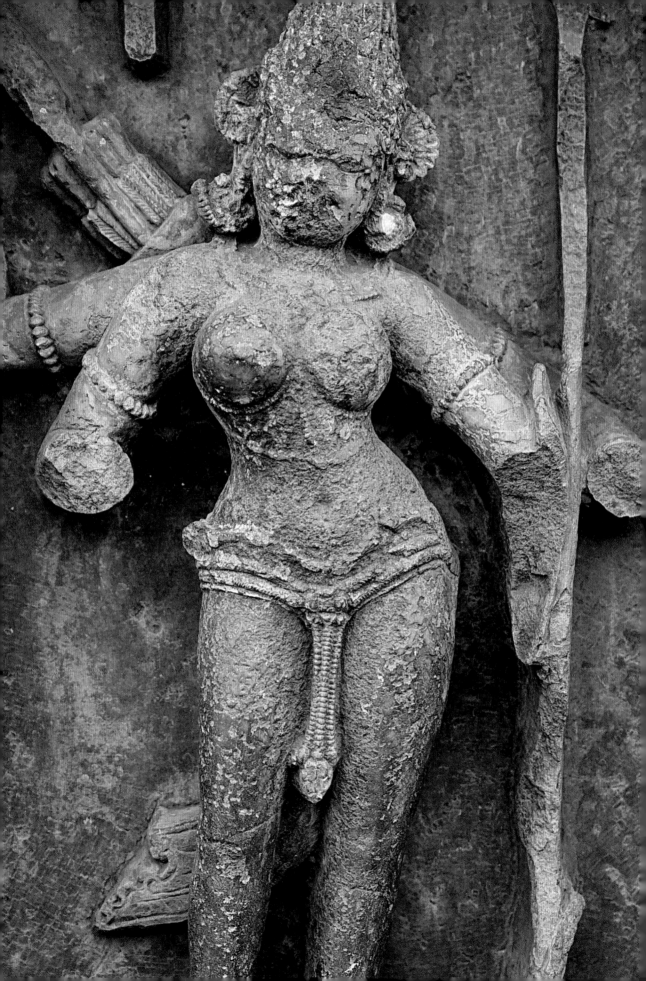

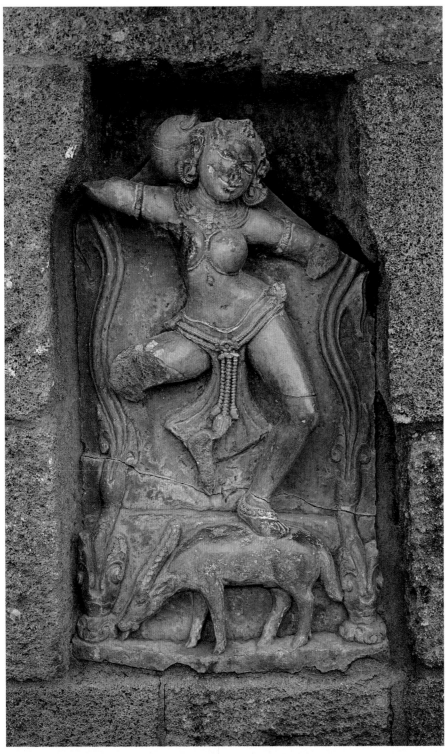

64 婆宇·威娜 (Vayu Veena),一面二臂,舞立于雄鹿
(Buck) 上。鹿前后有两朵花,高与女神肩齐。

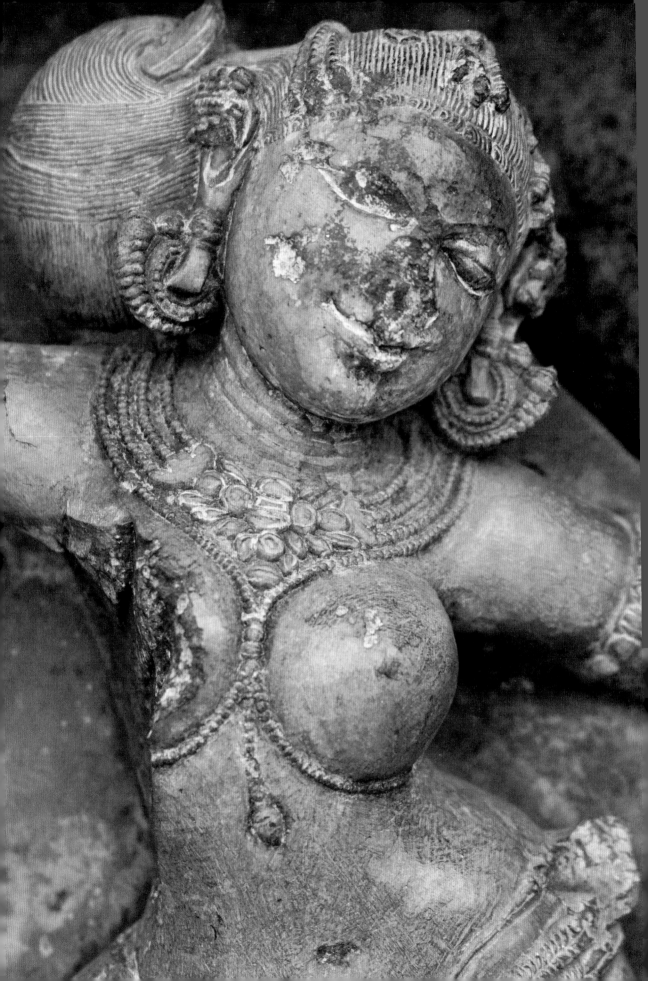

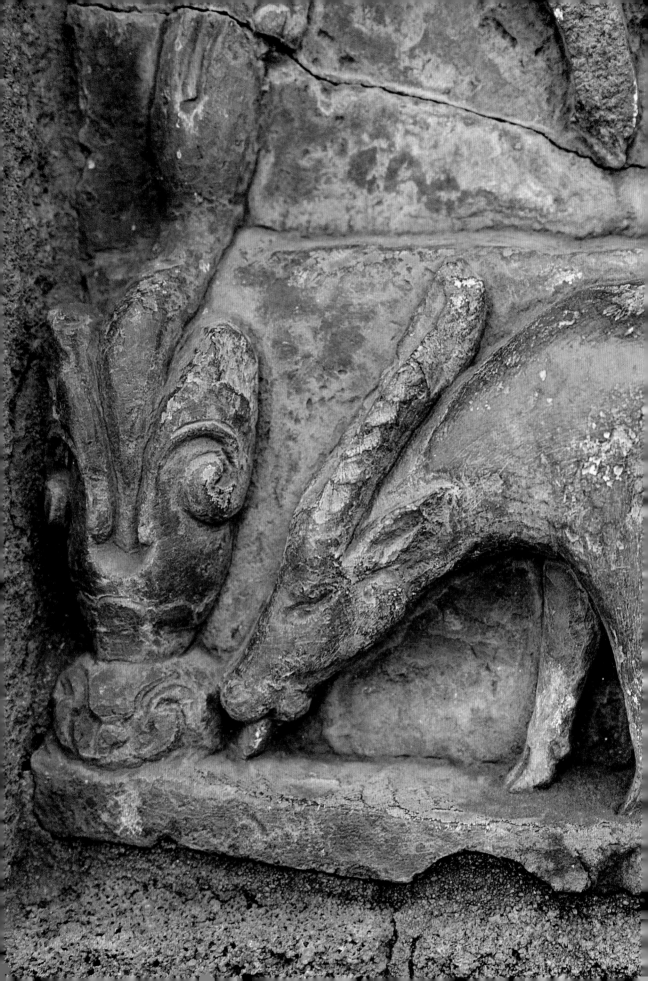

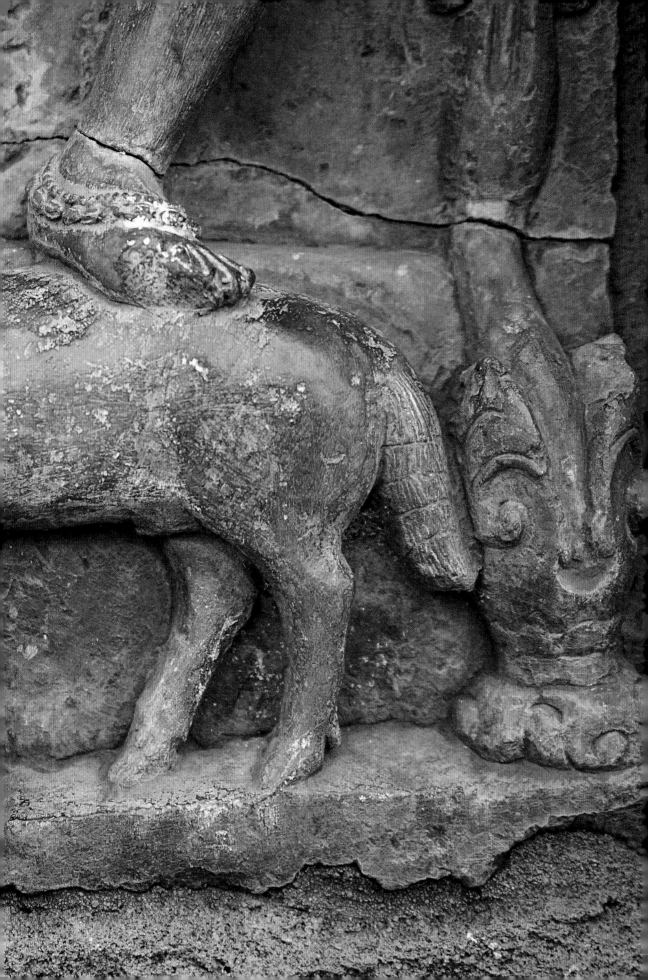

四尊大威德像

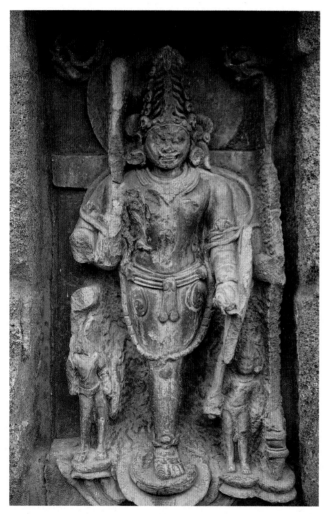

1 一足大威德立像，位于东南角的石柱上。一足大威德被称为Ekapada Bhairav或者Ajaik Pada Bhairav。一面二臂一足，大怒相，阳具勃起（Urdhwolinga），这也是湿婆神在造像上的主要特征。右手持大杵，身上披挂骷髅链，左右有两个胁侍。有头光，头光上角有两个飞天。三尊都立于各自的莲花上。

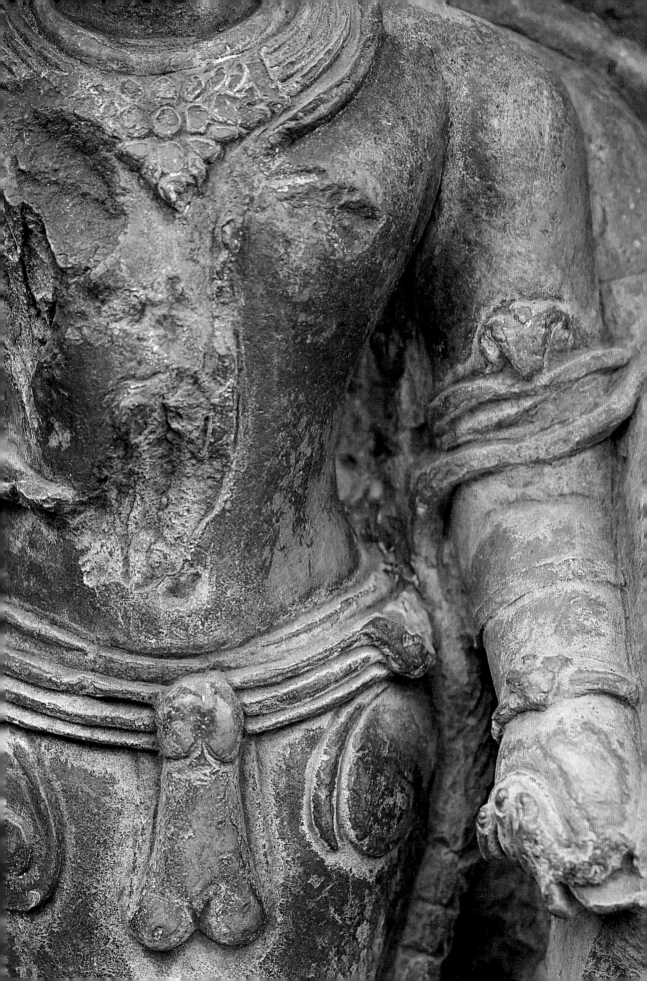

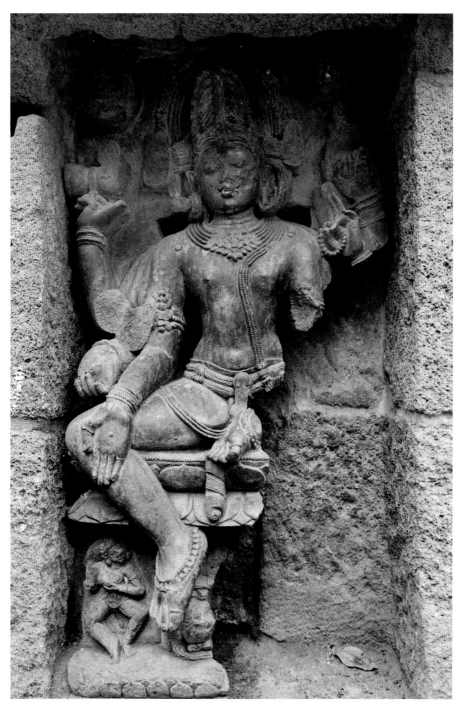

    2 十臂大威德像，阳具勃起。这尊像残缺较多，但仍可以看出基本姿态，并且可贵的是手部保留得比较完整。可见持物有：双面鼓（鼓印）、镜子、念珠，一只手施与愿印。此像面目英俊，虽有獠牙但并不恐怖。莲花座下也有一卧着的人体，但只余头部。只可见旁边的小型女像，舞立，一手持颅器，头发披散。

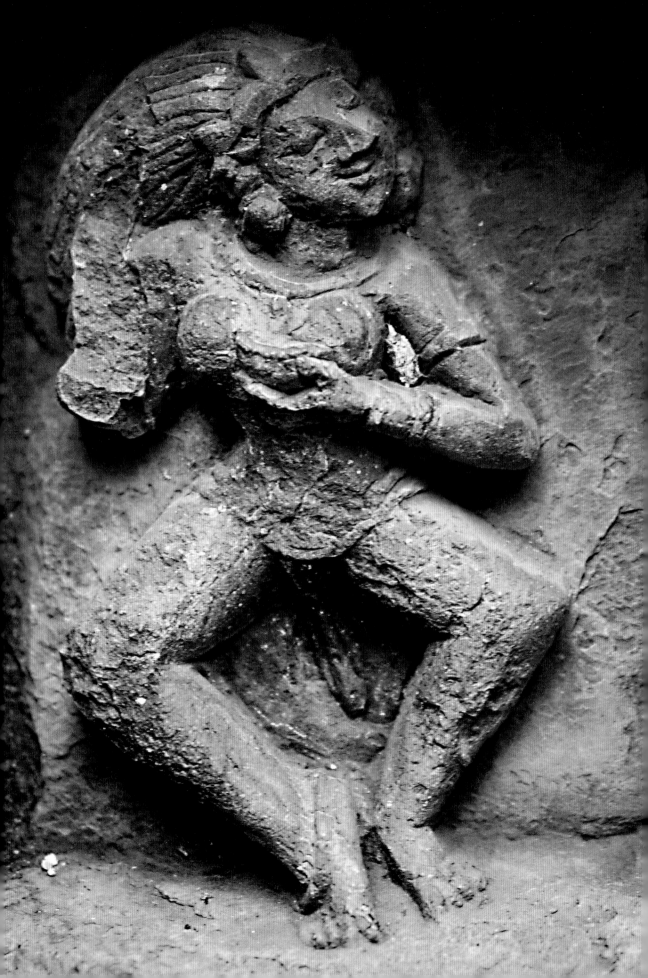

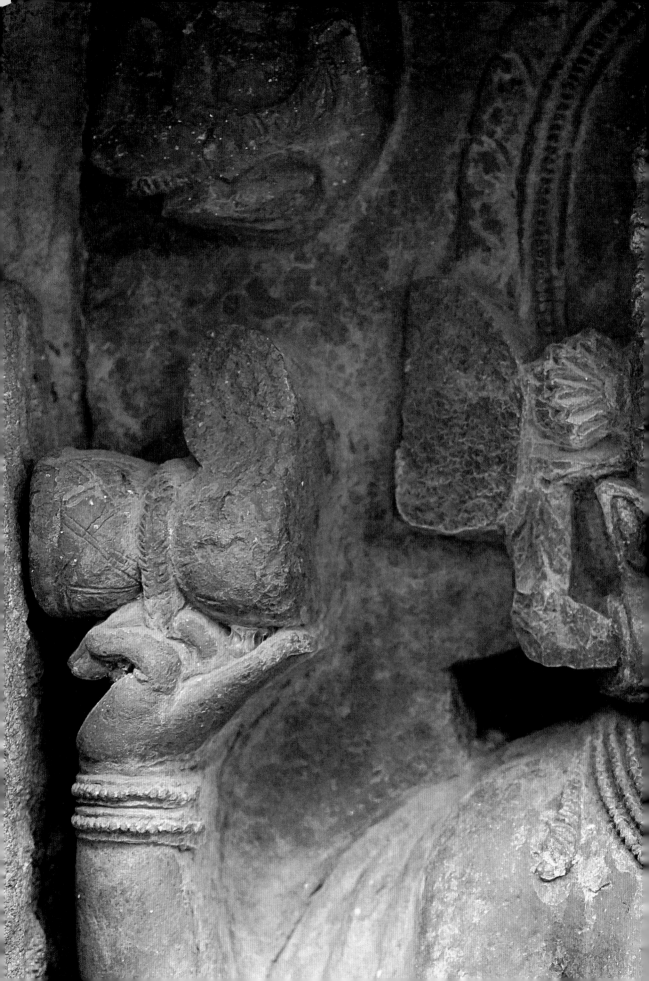

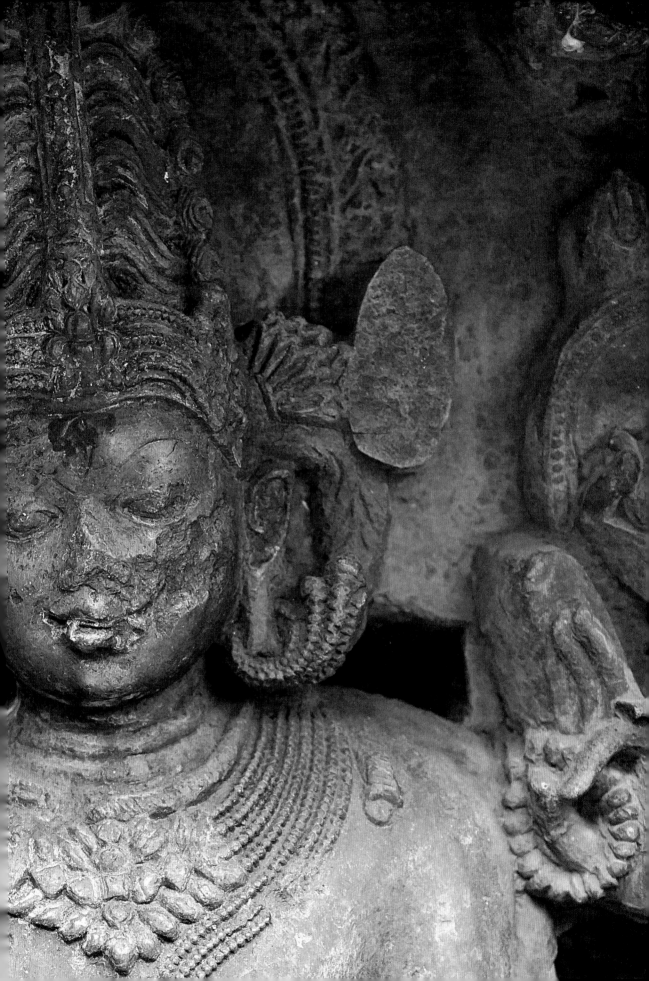

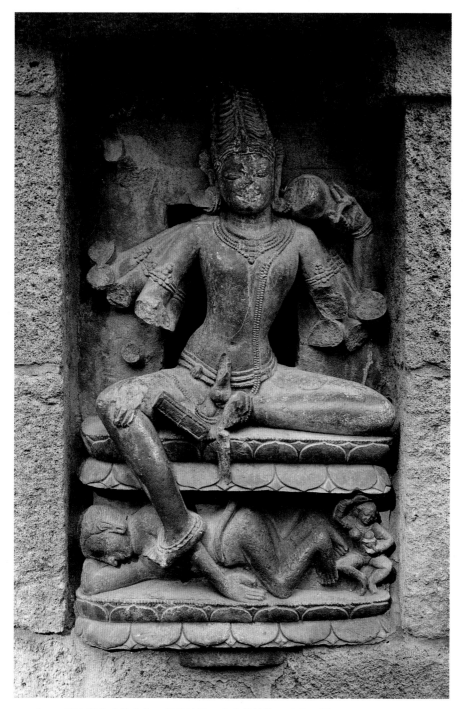

3　一面十臂大威德坐像，阳具勃起。残余的持物可见有双面鼓、念珠、经夹。持鼓手也称"鼓印"（Damaru Mudra），属于仪式手印的一种，见于印度教传统以及佛教的金刚乘[9]。莲花座下有一个俯卧的人体，可以清楚地看到大神的莲花座从卧着的人体脐中生出。与前图相似，在这个人的脚部也有一个舞立的小型女人像。

[9] Fredrick W.Bunce,*Mudrās in Buddhist and Hindu Practices—An Iconographic Consideration*(New Delhi),2005,p.57.

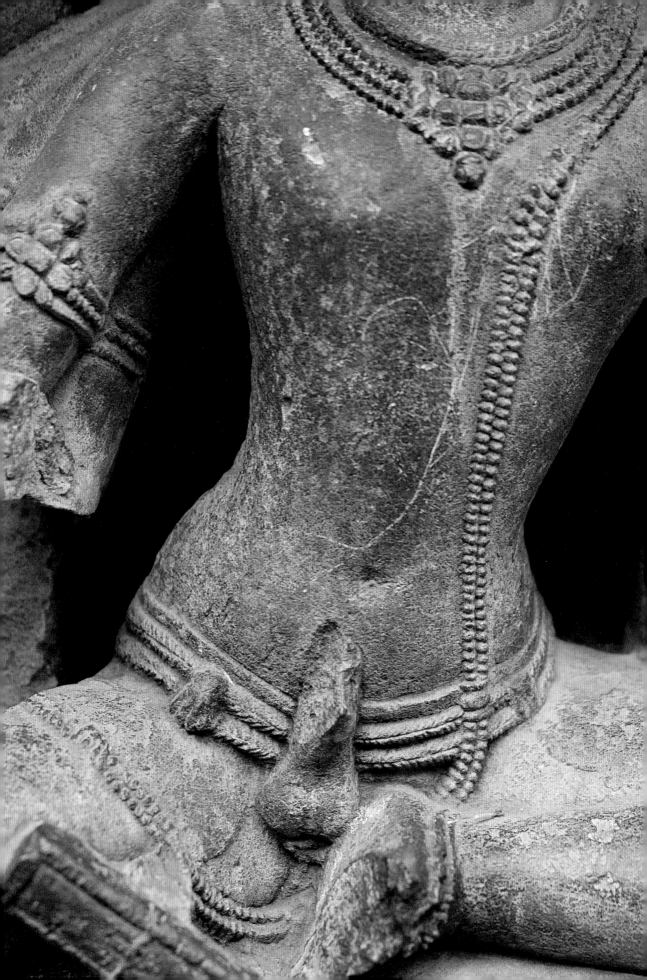

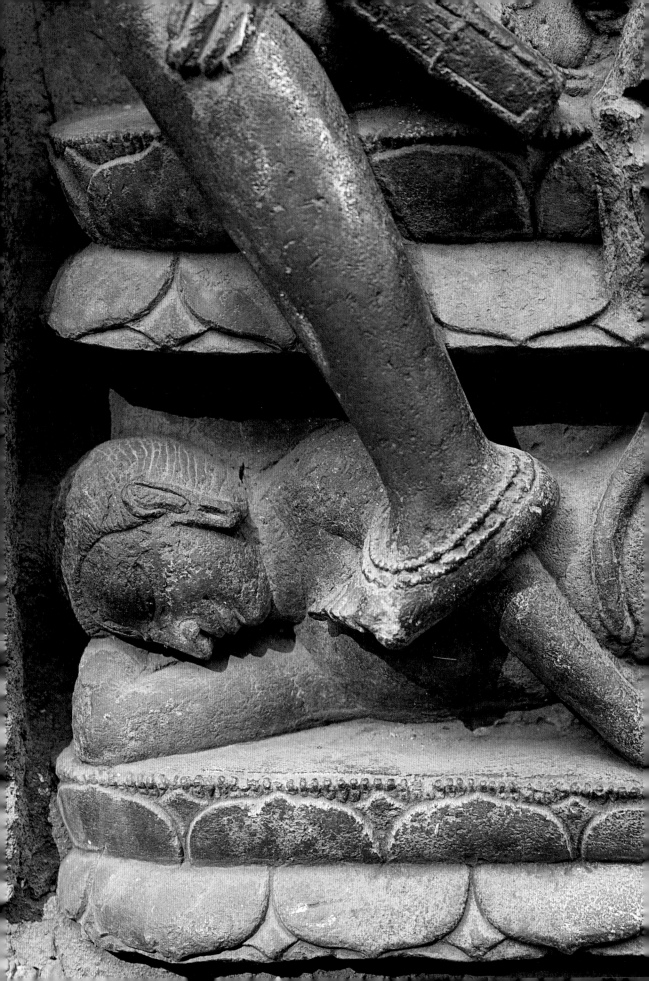

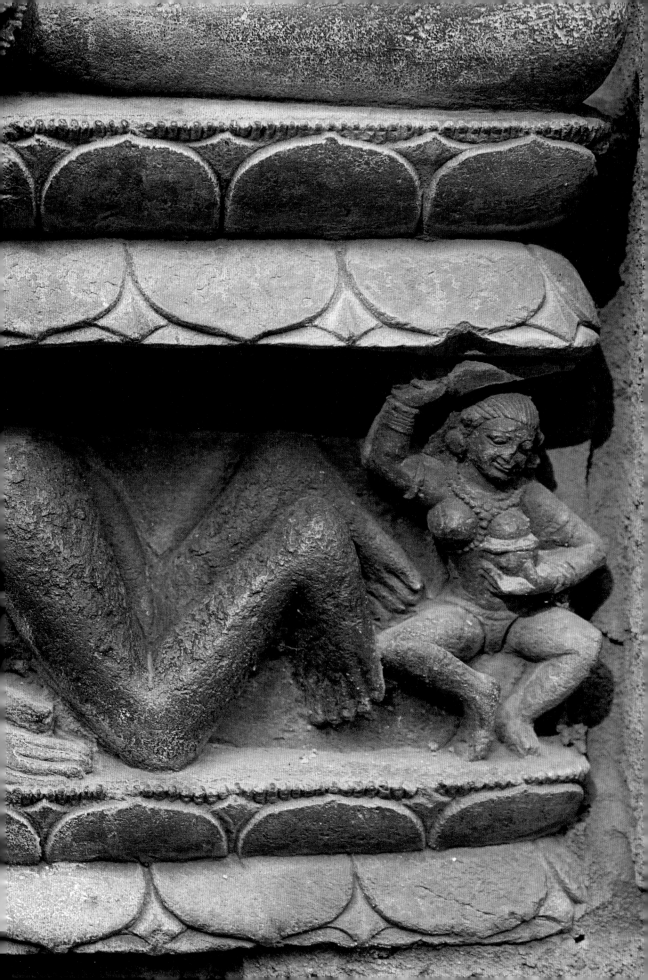

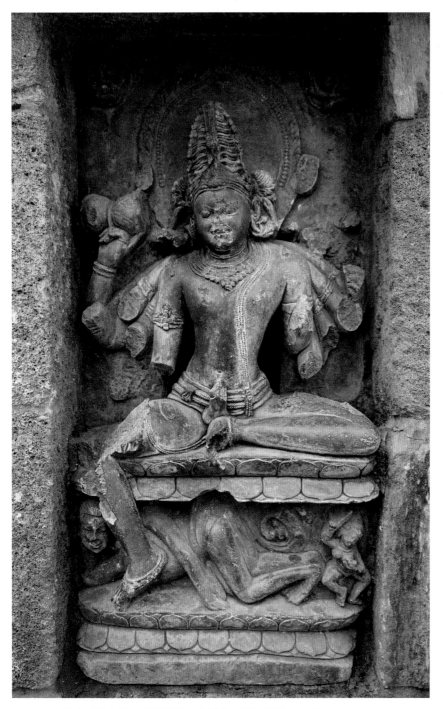

4 十臂大威德坐像，阳具勃起。十臂中一手持颅器，一手持双面鼓。面有三眼，呈大怒相。有头光，头光上角有飞天。大神座下有一个俯卧的人体，面有三眼，似湿婆的另一个化身。大神的莲花座从人体的脐中生出。在俯卧的人体脚部，有一个小型的女人体呈舞立姿态，一手举法螺、一手托颅器。

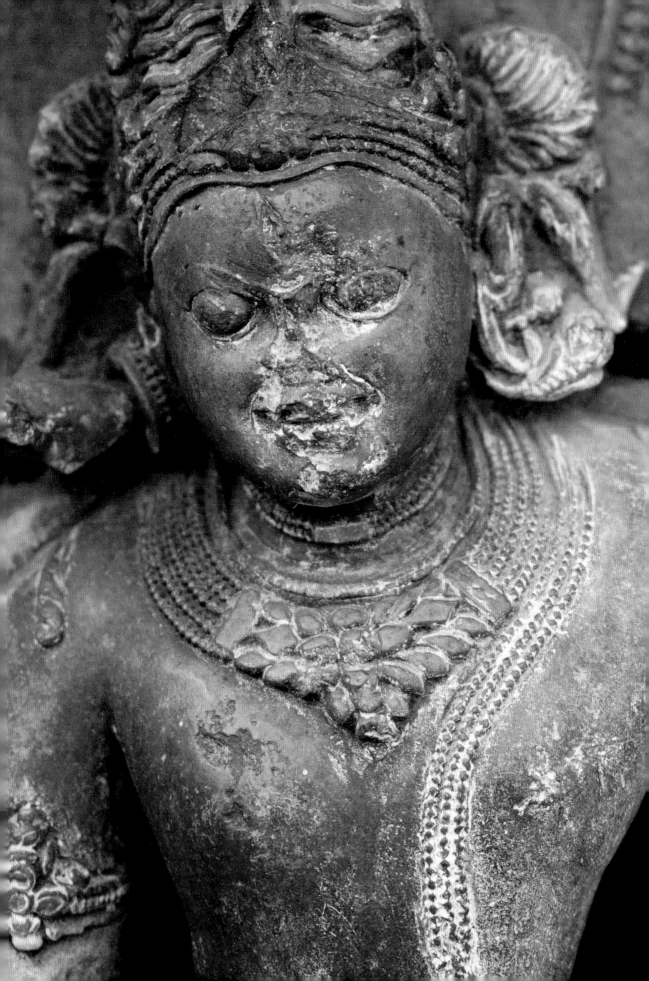

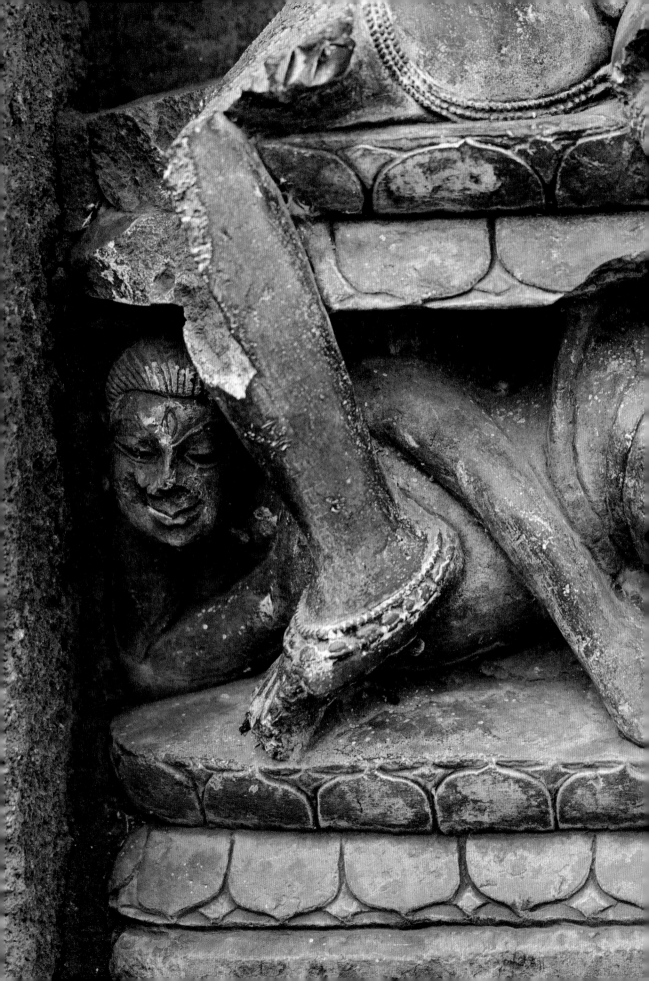

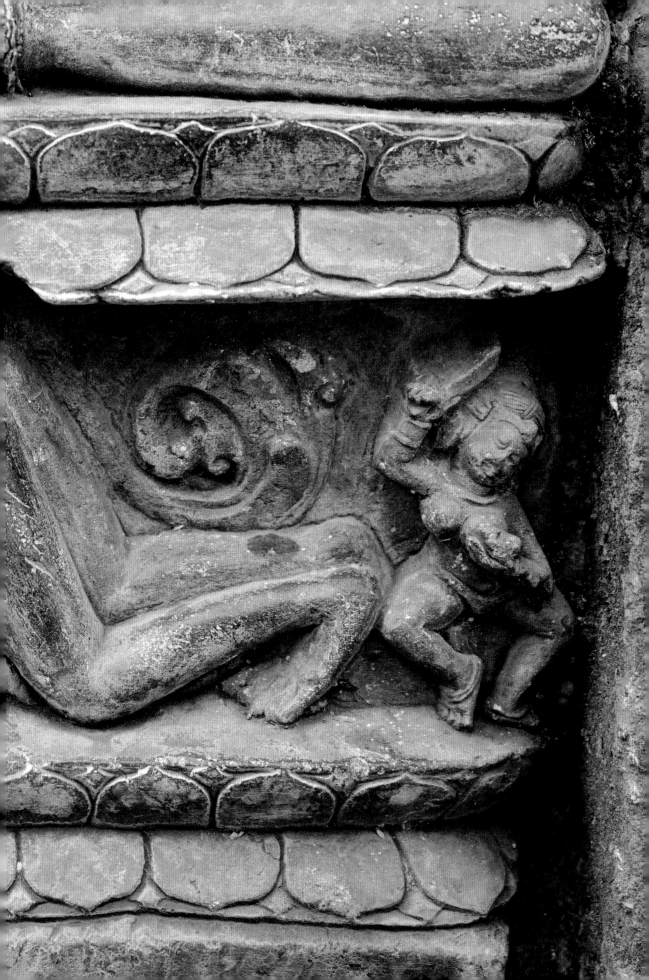

（三）轮外墙卡特雅雅妮像

　　外墙共有9龛置9尊卡特雅雅妮（Katyayani）像，因造像基本相同，笔者略去2尊。

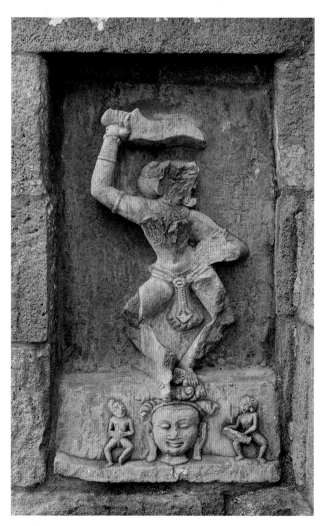

图　1

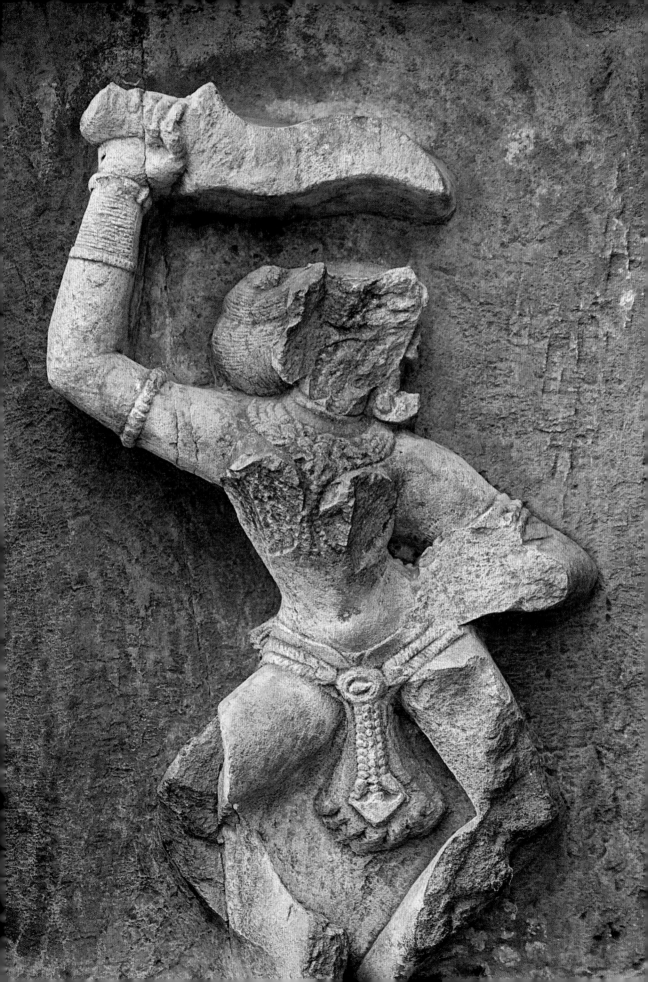

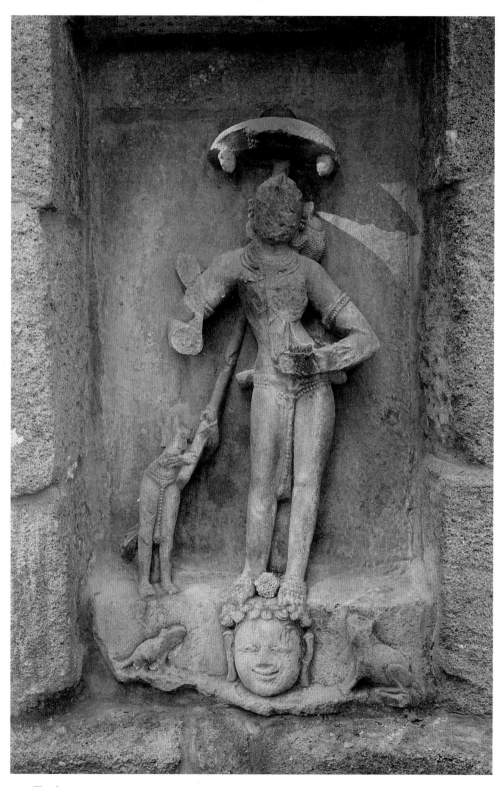

图 2

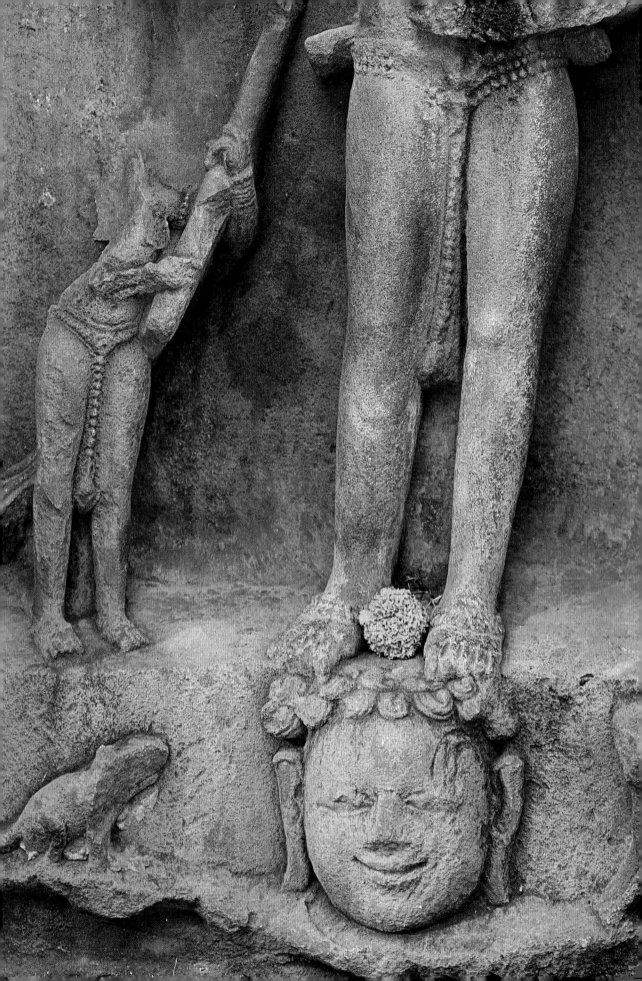

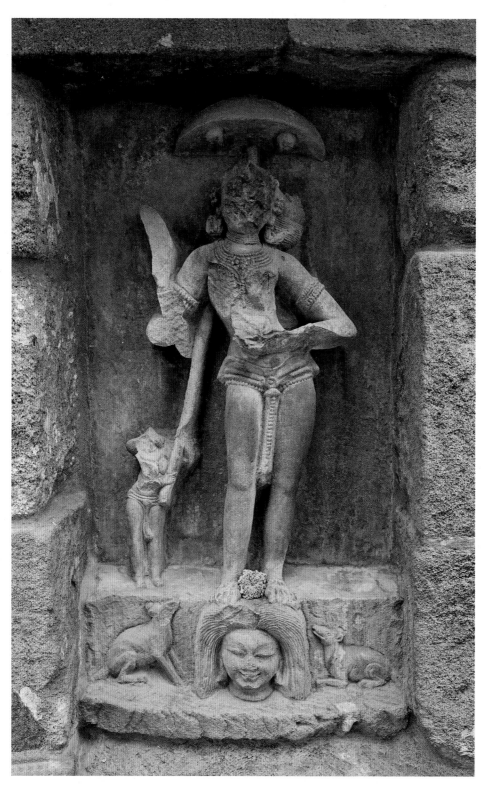

图　3

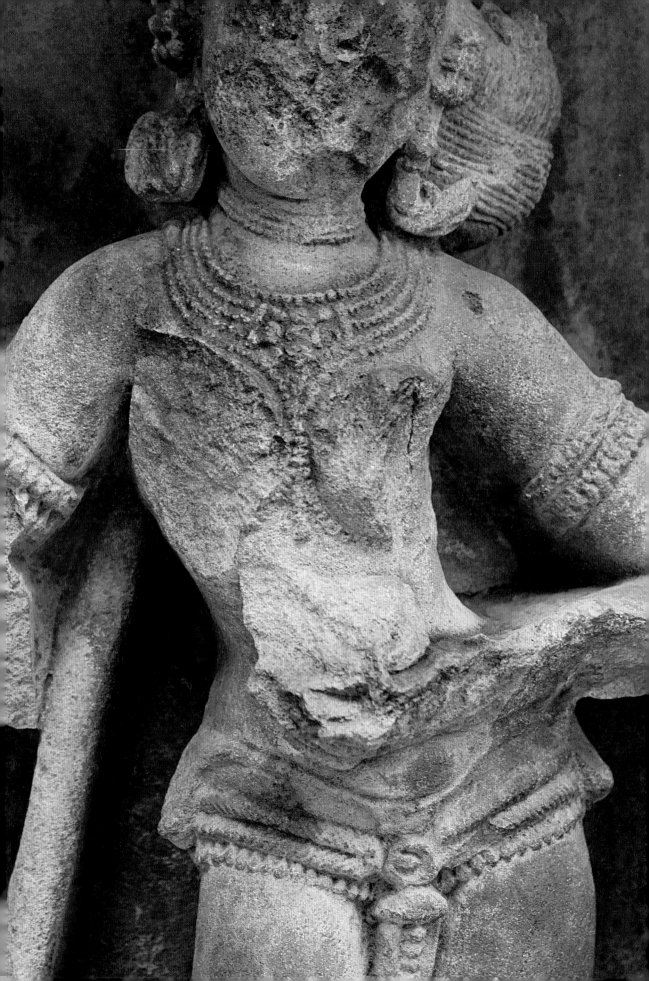

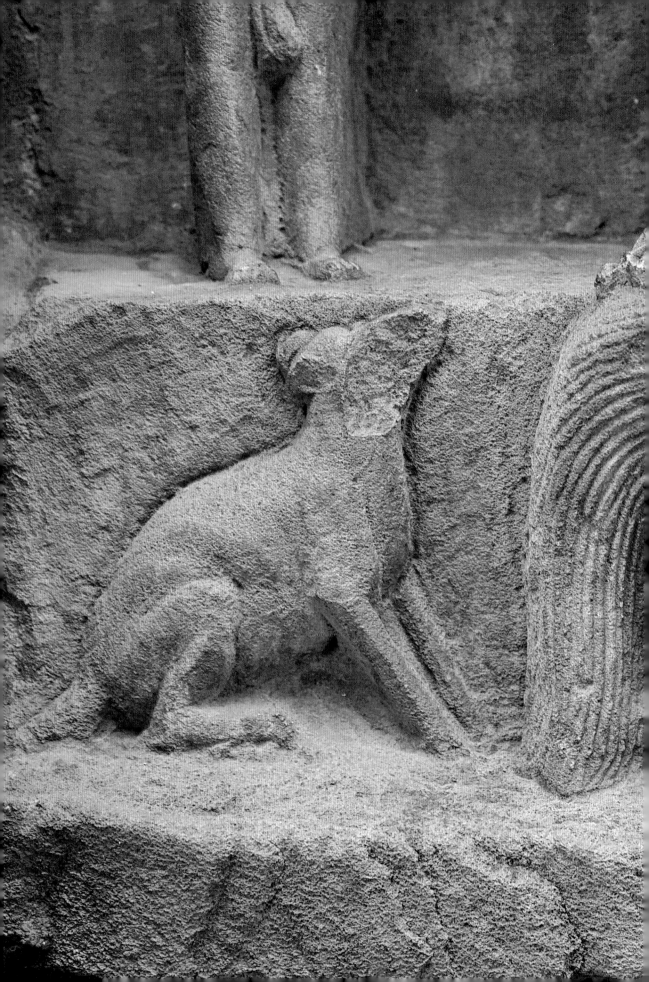

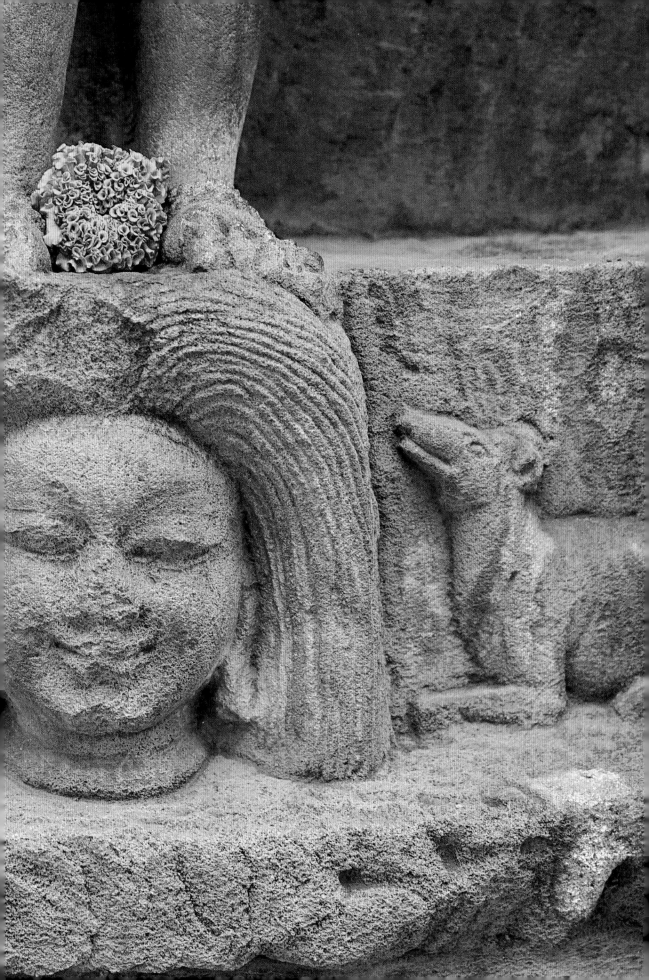

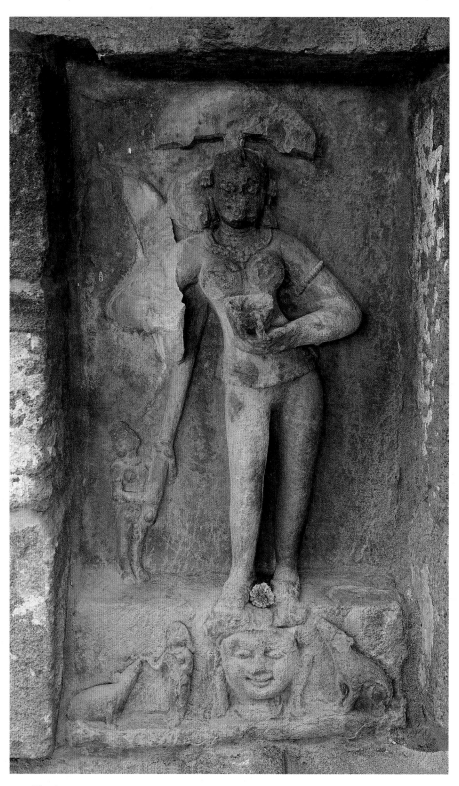

图　4

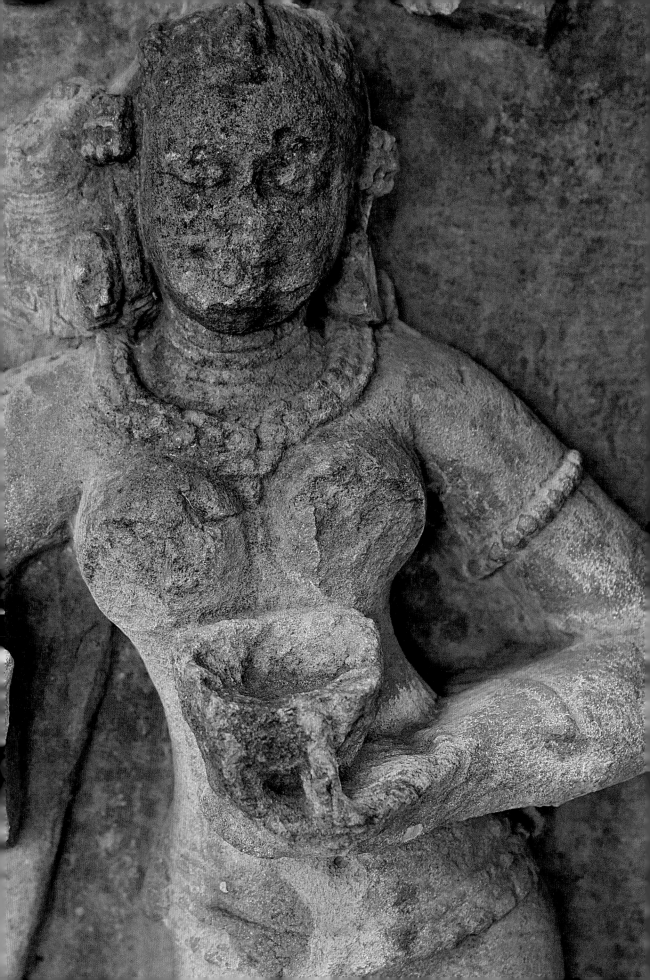

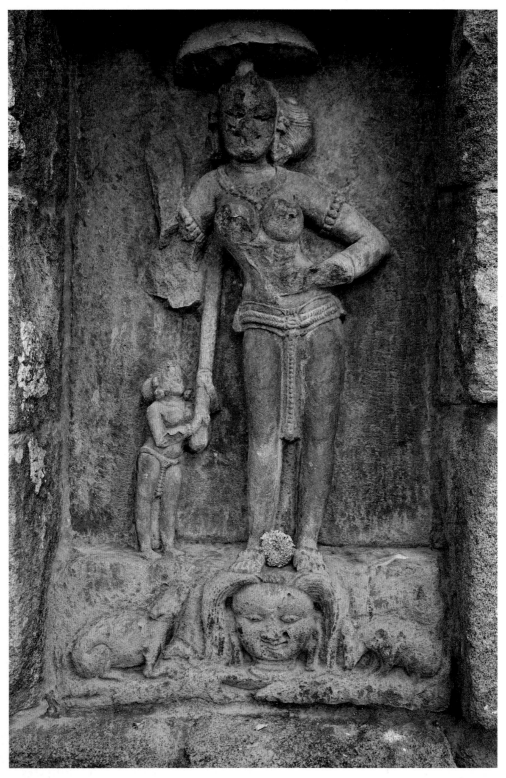

图 5

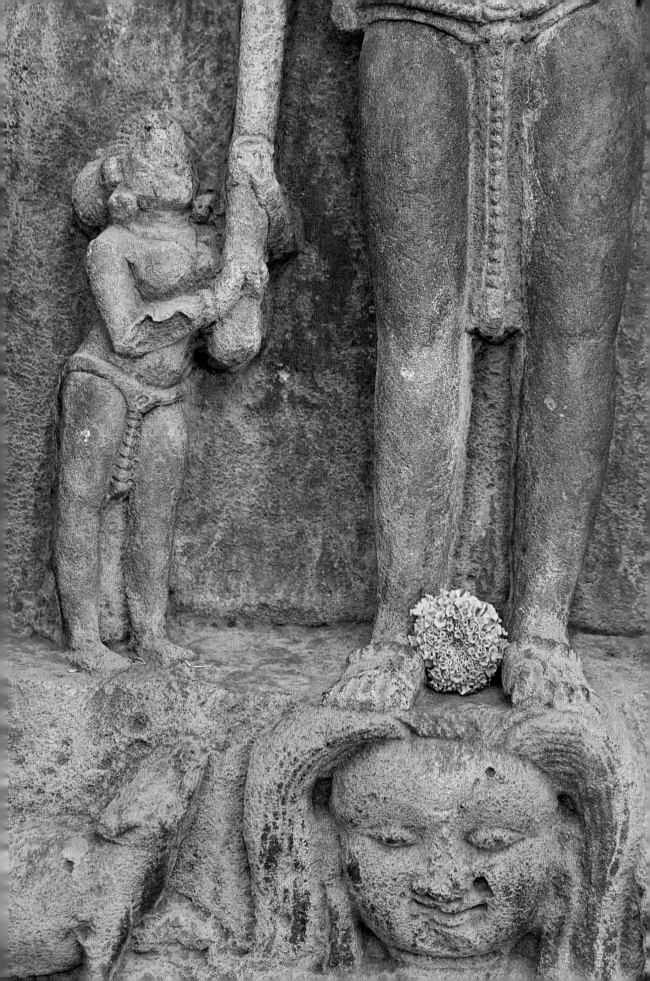

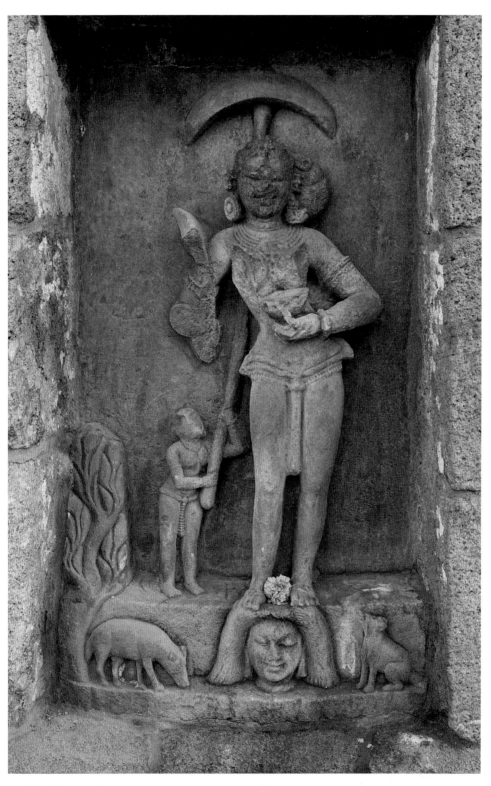

图　6

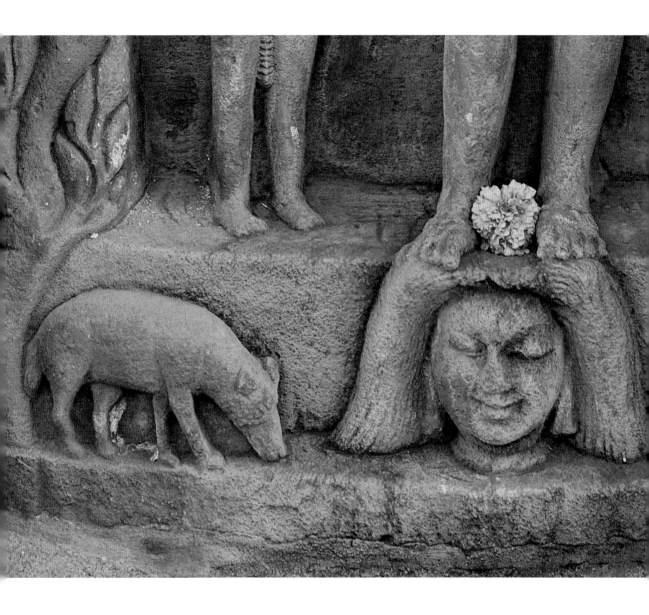

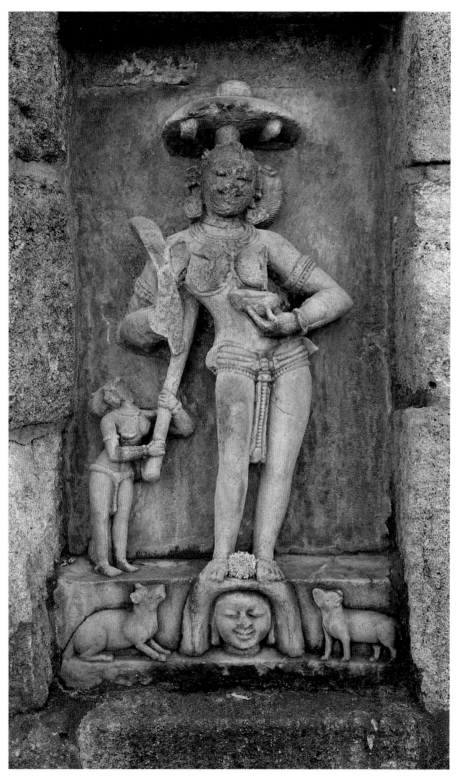

图 7

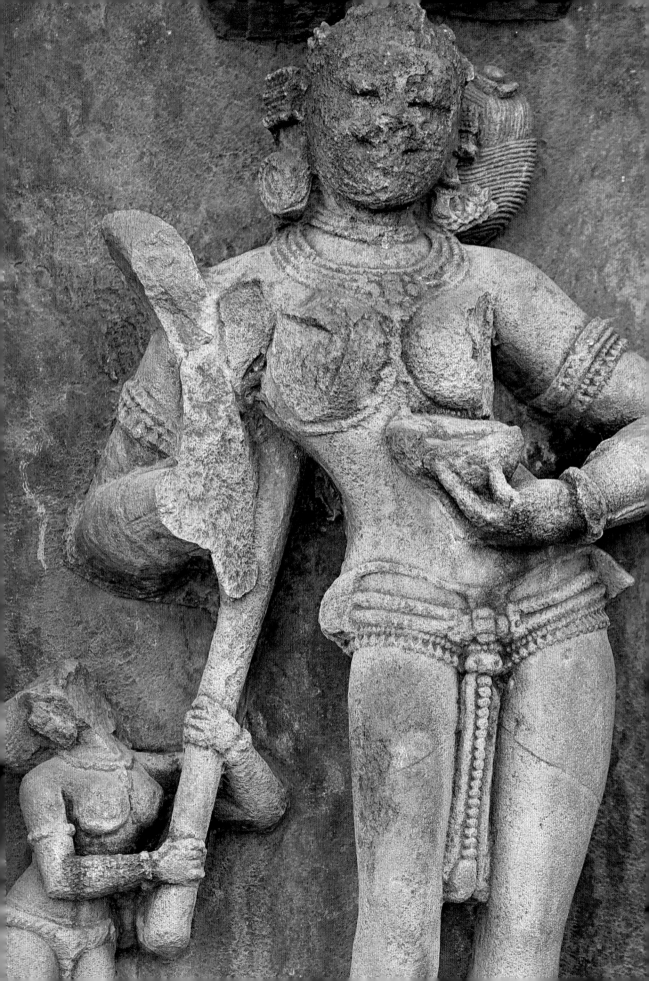

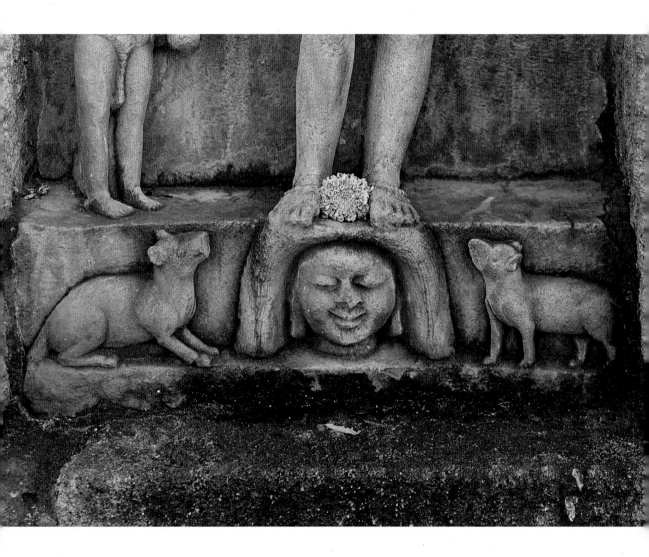

七　附录

（一）名词解释

瑜伽女：

瑜伽士修行中，身体内性力和阴性动力的象征。流行于怛特罗瑜伽学派中，大约在五六世纪将性力人格化。

轮：

印度传统宗教中一种寺庙建筑样式，是人类认为最完美的形态——圆的立体化，为怛特罗瑜伽派建构的寺庙样式，供奉瑜伽女神，称瑜伽女轮。

东方：

印度寺庙门对应的方向，也是瑜伽轮开门的朝向。东方是许多原始宗教崇拜的方位，这种信仰与最早的天体崇拜有关。

阴阳：

东方哲学中对于宇宙的基本认识，它将宇宙万物简化为白天、黑夜，男人、女人，正义、邪恶等一组组对立的概念。但是这些对立的事物并非固定不变，总是在向对方转化的过程中，类似中国传统易学中对于阴阳的理解。

骑乘：

怛特罗学派中的概念，骑乘是与每个神相配的某种动物或人（非人），具有宗教学仪式的意义。

颅器：

颅器也称头骨碗，是印度密法中修行瑜伽的苦行者手中常持的器物。事实上不仅是头骨，还有腿骨、臂骨都是苦行者常用之物，后来演变成密法仪式中的法器，被赋予了丰富的宗教意义。

杵：

杵是密教中神灵手持的法器，通常的样式是两端有齿的短小武器，因其象征佛法对于邪见的摧毁所向披靡，坚硬无比，因此也称之为"金刚杵"。事实上，杵在印度文献中多被描述为一种铁质武器。但是杵的原始形态，文献所记并不明确，推测类似一种半月形的武器。但是从印度古代史诗的描述看，杵的原始形态可能源自人的腿骨。铁器时代到来之后，人们以铁仿制腿骨的形态，并将顶端的大转骨夸张，形成类似中国古代兵器"锤"的形态，这个威力无比的杵通常是湿婆手中的武器，猴神哈奴曼也手持大杵。

念珠：

念珠是佛教中观音、罗汉以及高僧常常手持之物。事实上念珠属于印度教大神湿婆之物，此神项、腕挂多串菩提籽串，修习此派的僧人也常常披挂多串于项部。从佛教造像上看，犍陀罗、马图拉等早期佛教造像中没有出现念珠。大约从5世纪的笈多造像开始出现，但流行期为8世纪左右，在所谓莲花手观音以及相关的观音造像中出现了手持念珠的表现。早期印度的念珠主要是所谓的金刚菩提籽串，到中国以后，发展出各种宝石串、紫檀串等。

莲花：

莲花是佛教的标志性植物，它已经超越了植物本身，成为佛法的象征。尤其是《法华经》译出并流行中国后，莲花海世界，成为人们理想的清净之地。但事实上，莲花信仰源于印度的宇宙哲学观。

林伽：

湿婆的符号，形状是一个未经雕琢的石块。大部分时候林伽表现为湿婆的阳具，以象征其无上的智慧和征服一切的力量。7世纪左右，湿婆学派有一支被称为林伽派，此派僧人持物中必有一林伽随身。

（二）汉梵词对照表

宝剑　Katari

勃起的阳具　Urdhwolinga

大威德　Bhairav

苦行发式　Jatamandala

林伽　Lingam

手印　Mudra

湿婆　Siva

蛇蔓　Sarpamala

三弯式　Tribhanga

颅器　Akshyamala

瑜伽　Yoga

瑜伽士　Yogin

瑜伽女　Yogini

（三）推荐进一步阅读的文献

[法] 迭朗善译，马香雪转译《摩奴法典》，北京：商务印书馆，1996年。

Bikas Kumar Bhattacharya,*Tārā in Hinduism—Study with Textual and Iconograpical Documentation*,Delhi,2003.

Fredrick W.Bunce,*Mudrās in Buddhist and Hindu Practices— An Iconographic Consideration*,New Delhi,2005.

Geoffrey Samuel,*The Origins of Yoga and Tantra*,Noida,2008.

M.Sackler Gallery,*Yoga—The Art of Transformation*, Washington,2013.

Odissi,*An Indian Classical Dance Form*,New Delhi,2011.

P.K.Mishra Edited,*Comprehensive History and Culture of Orissa*,New Delhi,2010.

Suresh Balabantaray,*Sixty Four Yogini Temple Hirapur*. Bhubaneswar,2008.

Sally Kempton,*Awakening Shakti*,Mubai,2015.

后记

2018年2月第二次到印度做田野调查，这次调查中我踏查了奥里萨邦省会布巴尼斯瓦尔附近的六十四瑜伽女庙，这个小小的寺庙给我的印象非常深刻。从研究藏传佛教图像的角度来说，瑜伽女（母）的图像非常多，密教修行中所谓"明妃"的位置非常重要。事实上，很多中国学者并不十分清楚瑜伽女的本意和哲学含义，及其进入佛教系统之前在印度的情况，许多解释是完全脱离印度古老传统的中国佛教化的解释，这样做不能说不对，但至少不够深刻。瑜伽是印度非常古老的一种修习方式，类似中国道家的气功导引。佛教密教传统来自古老的印度密教，瑜伽女在修行中是非常重要的角色。所以，虽然我收集了许多资料，但最想尽早奉献给读者的是这个小寺。虽然我尚没有进行更深入的研究，但是希望抛砖引玉，让有才能的人最先看到这些材料，以对佛教密教研究的深入，有些许帮助。本书的完成，除了我在印度冒着酷热拍摄的照片外，要感谢我的爱人王孔刚，他对全部文图进行了精心的编排和校对，感谢编辑张龙先生的认真负责。另外还要感谢一位不曾谋面的印度学者Suresh Balabantaray（1954— ），他编辑的小册子*Sixty Four Yogin Temple*给我提供了许多详细数据。

除了本书介绍的希拉普尔六十四瑜伽女轮外，印度至今还保存有不少瑜伽女轮遗迹。以中央邦为多，如：贾巴尔普尔市

（Jabalpur，位于中央邦）附近贝达加特县（Bhedaghat）的八十一瑜伽女轮、钱德拉王朝（Chandela）寺庙群附近的卡久拉霍方形六十四瑜伽女庙、弥桃利（Mitauli）六十四瑜伽女轮、杜达希（Dudahi）四十二瑜伽女轮等。另外，北方邦的瑜伽女轮也不少，大致通过女神的姿态，即坐姿或立姿分为两类寺庙。

印度文化博大精深，重要的是至今她还几乎保留着历史的原貌。而中国文化有多少来自邻邦印度，又有多少传入印度，真是无法说清的事情。所以更多地了解印度文化，会有助于解密某些中国古代文化现象，并使中印文化交流更加具体化。

印度对于我，像一个无法舍弃的情人，总是为她博大精深的思想而着迷，又总是为她今天的破落而无奈。但还是愿意一次次走近她，感受她深刻、温暖的气息……

2018年8月17日

巧遇七夕

北京西直门家中